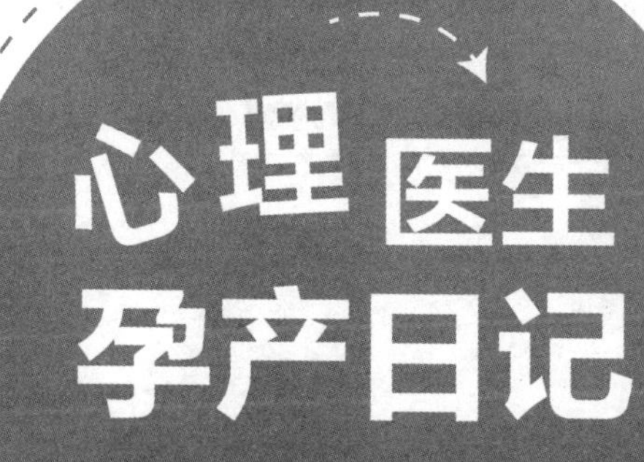

张楚涵+步宪庭 著

上海科学技术文献出版社
Shanghai Scientific and Technological Literature Press

图书在版编目（CIP）数据

心理医生孕产日记 / 张楚涵，步宪庭著．—上海：上海科学技术文献出版社，2017

ISBN 978-7-5439-7487-6

Ⅰ．① 心…　Ⅱ．①张…②步…　Ⅲ．①孕妇—妇幼保健—基本知识②产妇—妇幼保健—基本知识　Ⅳ．① R715.3

中国版本图书馆 CIP 数据核字 (2017) 第 168007 号

责任编辑：王　珺

封面设计：合育文化

心理医生孕产日记

张楚涵　步宪庭　著

出版发行：上海科学技术文献出版社

地　　址：上海市长乐路 746 号

邮政编码：200040

经　　销：全国新华书店

印　　刷：常熟市人民印刷有限公司

开　　本：890×1240　1/32

印　　张：7.5

字　　数：207 000

版　　次：2017 年 8 月第 1 版　2017 年 8 月第 1 次印刷

书　　号：ISBN 978-7-5439-7487-6

定　　价：28.00 元

http://www.sstlp.com

目 录

PART 1 验孕结果——阳性……1

PART 2 职场中的孕妈妈……9

PART 3 孕期情绪与饮食……17

PART 4 孕期情绪之害怕与恐惧……25

PART 5 高龄孕妈妈……33

PART 6 孕妈妈自我帮助……41

PART 7 孕妈妈的早孕反应……49

PART 8 音乐与胎教……55

PART 9 与腹中的宝宝说话……63

PART 10 孕期也要美美的……69

PART 11 孕期旅行……77

PART 12 母女情结……85

PART 13 孕期检查……93

PART 14 孕期尴尬问题……101

PART 15 孕期必须面对的事……109

PART 16 孕期的身心改变……115

PART 17 起名与性别……123

PART 18 准爸爸的陪伴很重要……131

PART 19 孕期的情绪发泄……139

PART 20 孕期夫妻情感……145

PART 21　孕晚期的最后一天工作……151
PART 22　孕味留念……159
PART 23　要生了！……165
PART 24　生产时的危险……173
PART 25　宝宝出生了……181
PART 26　产后要过的每一关……189
PART 27　出　院……197
PART 28　做快乐的奶牛……205
PART 29　出月子了……213
PART 30　宝宝与职业……221
PART 31　孕产哺乳期结束啦……229

PART 1

验孕结果——阳性

June 13

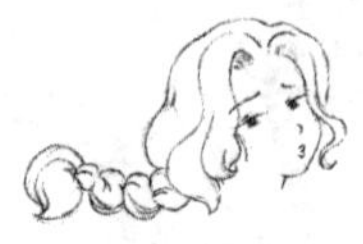

我真的怀孕了吗?

我坐在马桶上，眼睛盯着验孕棒，等待着检测结果。

五个多月来，每天起床身体保持不动开始测体温，好让自己掌握哪天是排卵期。两个月才来一次月经，真的不同于正常的女性，不知道哪天是最佳孕期，否则很容易白辛苦。看着微微升高一度的体温，心里一阵欢喜，拉着步爷咿咿呀呀，他装作听不懂似的，我高调地喊："天时地利人和啊。"

步爷摁住我："冷静！冷静！你不是要在春天生宝宝吗？如果现在有了，宝宝就生在寒冷的冬天啦。"

我："你怎么就知道一次就有了呢？现在就开始解放吧？？我们不要再避孕了。"

步爷："我盼着解放，但你想清楚了吗？"

"我是想清楚了。怀宝宝是多么不容易的一件事情啊！好几个女友和她老公等了半年的，一年，甚至三年以上才怀上宝宝的。我们也需要等待这个过程啊！如果多年还是没有怀上，我们还要像其他几个好友一样去做检查呢。"

如今，这小半年的饮食习惯我已经非常的适应，美好的心情就像是春日的太阳。家里阳台上养了很多花，每种花都在刚买回来时还开一阵子，后来就不见开了。可进入今年的春天后，栀子花、茉莉、米兰都相继地开花了，家里散发着一阵阵的幽香。

昨晚睡觉时，摘了一朵白色的茉莉放在床头，伴着花香不知不觉就睡

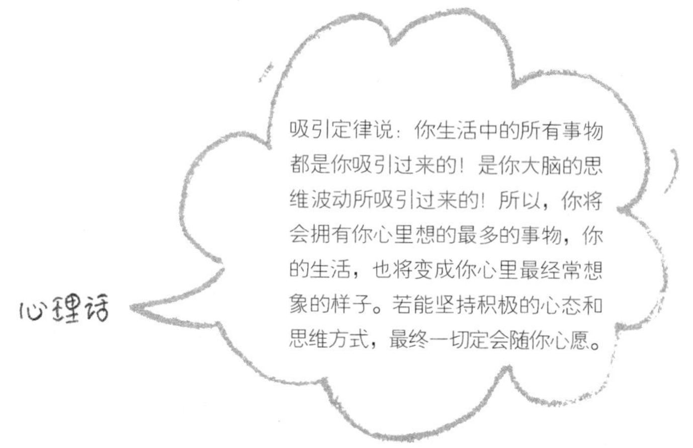

着了。

忽然间，一条粗壮的白蛇在床尾腾空而起顶破了天花板，吓得我摇着步爷喊："蛇！蛇！白蛇啊！"

步爷虽然睡得迷糊，但说出的每一句都非常清晰："你做梦啦！哇，你可能怀孕了，明天我们自己检查一下啊。"

此刻，检测结果就真的在眼前出现了。

双手有点颤抖，捧着验孕棒走到步爷面前。

他仔细地看了又看："胖，什么意思？"

我声音也跟着颤抖："我怀孕了！"

步爷跳起来："再测！会不会不准啊！"

我喝了一大杯水，十五分钟后又一次跑进厕所里。

步爷站在客厅大声说："昨晚梦见白蛇了啊？说明你身体进入异物了，潜意识会提前察觉身体的发出信号，看来你真的是怀孕了。"

然后，他已经等不及我从厕所出来，也没有心情再做梦的分析了，直接奔到厕所，我们盯着验孕棒显示出两道红色的线。

我摇晃着步爷，不相信地问："怎么，怎么这一次就有啦！"

步爷："老婆，你这是难过还是开心呢？"

我："太复杂了，想笑，也想哭。"

步爷："我也是哦！"

温馨提示：

准妈妈的孕前要做一些准备充分，比如经常测体温知晓排卵期，并仔细观察身体有否异样改变，饮食上的是否有所偏好，精神状态是否慵懒嗜睡，这些都可以在最早时间判断你是否进入早孕阶段，以便更好地适应早孕各种状况的来临。

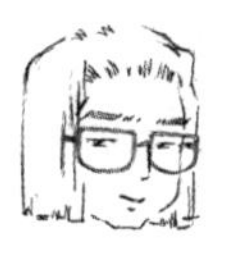

我真的干不了坏事啊

“老公，你想好了没?”一个月前的一天，我们坐在长椅上休息时，她突然问我。

“想好什么?”

“哎呀，你知道的，生宝宝呀!”

“嗯——”我想了一下，她这样问应该有她的原因，或者由于早上我的一些反应，而我并没有直接地回答，“那你呢？你想好了没?”

“我当然是生啦!”她的回答很果断。

“我跟你一样，决定是早都下好了，只是——”我拍了拍她的手，这是个相当陈旧的话题，几年前我们就深入地讨论过，只是从未有过像现在这样兵临城下的感觉。

“是啊，有些事情我也有点不舍得，以后我们再这样的时候，中间就会多一个小不点儿了。”

“嗯，这也是我纠结的，但只是一部分啊!”显然我希望她继续问下去。

“那你就说吧，趁现在还来得及，嘻嘻。”

下面我要说的话，估计她大部分都已经了解，只是早上她量完体温，跟我说马上要解禁的时候，我有种莫名的危机感。也许你在穿上军装的时候眼神无比荣耀，也许你在临上战场前内心无比自豪，但当你真正面对端着机枪冲过来的敌人的时候，避免不了的多少都会有些犹豫或胆怯，而到那时你所做出的每一个动作，都已不再是演练。所以我得说，而目的可不是改变决定，我有必要让未来孩子的母亲知道我的想法，或者说是内心发生的变化，即便这想法有些自我。

“我分析了一下自己，你说的是其中一部分，但不是主要的。我感觉自己责任重大，对一个新生命的责任。我们都是做心理的，知道以后该如何对待她才是最好的，我想之后的几年里我们一定会花掉大部分的时间去照顾 TA，最起码在 TA 三岁前我不允许其他人替我们照料，帮忙可以，但主要带孩子的是我们自己，因为至少我们有这个时间，所以我们就要做到。除非我们不要，一旦要了，就要给 TA 最好的，而我认为最好的，就是这一点。你认同吗？”

“嗯。”她肯定地点头，“我就是这么想的。”

对于这一点，我的信念异常坚定，坚定到固执的程度，如果她此时有些犹豫或反驳，我倒不知道自己后面的话该怎么说了，我想这是她给我的最好的答案，或者她原本就跟我想的一样。

“那么，相对来说。”我继续说，继续认真地看着她说，“我们不得不放弃一些东西，你说的那部分，还有至少有几个月没办法咨询、没法做节目、没法讲课、至少有两三年没时间写书，生活会发生我们料想不到的改变，当然未知的可以忽略，但至少这些是可以肯定的。”

“不如这样吧。”她愉快地说，“生完后，我就把宝宝带走，我们娘俩躲起来，远远地离开你，不给你添麻烦，等再过个十年宝宝长大了，我们再回来，你看怎么样？”奇怪的是，我越是认真，她反倒越开心。

“你啥意思，严肃点行不？”我憋着嘴，皱着眉，一脸的苦涩加不解。

“等等，等等。”她在一旁咯咯咯地笑个不停，捂着肚子连说话都产生了困难，“你——都这么——难了，为啥——还要生——呢？”

“之前呢，你也知道，我家人肯定希望我生，你呢，又那么喜欢孩子，我呢，要不要又无所谓，所以就要呗！完了，这谈话没法进行了，不说了，我不说了。”我再说她都要躺椅子上打滚儿了。

“好——好了，你继续吧！”

“好么，你当我这是脱口秀了哈？”我定了定神，“哎？我下面想说啥？”

“你为什么决定，好了，我不笑了，你说，我还想听呢。”她可算是认真了。

“为什么？其实我想说我现在更加肯定了。这段时间我一直在想，我是为了你们而要宝宝，那我自己呢？如果抱着无所谓的态度，就太不负责了。于是我开始给自己找些要的理由，好玩？继承我的理想？延续我的基因？动不了了有人养老？眼睛一闭有人来拜拜？但这些不够坚定，可有可无。最终我想，应该是缺失，人活着总有自己该经历的事，上学、工作、恋爱、结婚、生儿育女，有了都是正常的，没有就是大一块儿人生的不足，每一阶段都有它存在的意义，就生养来说应该是感悟，一种对生命最直接的感悟，于是，我下了决定，自己感觉可以一直保持，不再动摇的决定。”说完后，似乎内心都在点头，嗯，我看我是越来越坚定了。

心理话

我得承认，我有的时候会左右为难、举棋不定；我得承认，我担心自己的一些想法在未成熟之前会影响到她；我得承认，我是个男人，以上种种不应该在她面前表现出来，但我还是希望她知道；我得承认，如果我不说，她也能猜到一些，如果我说了，就算是她意料之中，但这件事本身就是个足够的惊喜；我得承认，她比我更了解我自己，或者对她而言我也是一样；我得承认，能做到这些，是因为我爱她，也爱未降临的TA。

“知道我为什么笑吗？”她上下忽动的睫毛，像对优雅的蝴蝶的翅膀，“其实我很早就相信，你一定会是个好爸爸。”

我也相信是，她说了我更加相信是，只不过那一刻比我料想的要更早地到来，甚至没有给我被反复锤炼、验证的机会。

也就是一个月后的今天，她拿着验孕棒，跟我说，她怀孕了。

她很激动地摇着我问：“怎么一次就有了？”

当真神奇，算算日子，差不多就是解禁的当天。

我想说，我哪知道啊？

我想说，咋这么快呢？

我想说，是因为那天我们没有后顾之忧了吧？

我想说，我真的干不了啥坏事！

PART 2

职场中的孕妈妈

June 14

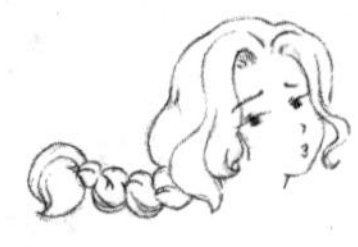

一对母女的心理咨询

小女孩细细坐在我对面，眼皮也不愿意抬一下，我只能看到她白皙的皮肤和抖动的睫毛。我希望她能和我说说话，这样的沉默大概有十分钟了。她的妈妈坐在另一张椅子上，脸上已经无法掩饰焦急与愤怒，之后她大喊一声将咨询室里的沉静打破："细细，你说话啊！"

细细冷漠地看着妈妈，几秒后冲出咨询室，只是我们速度更快，将她拦住。

我们三人就站在咨询室的大门边上进行了一个小时的谈话。应该不是谈话，是激烈的争吵。

在母女俩声嘶力竭的喊声中，最让人印象深刻的是女孩说："你为什么生我？你为什么带我来这个世上？你为什么说着爱我，却把我扔给别人家养？"

母亲心酸地无法回答，只是哭。

这样的场景在咨询中经常遇到，小女孩的每句话不止撕裂了她妈妈的心，也撕裂了我对母爱的一种完美理解，宝宝所带来的亢奋状态戛然而止，我终于从梦幻般的幸福感中逐渐平静。

昨天，我从早上到晚上用掉了好几根验孕棒，结果只有一个：宝宝确实已经在我肚子里安营扎寨了。我笑得很开心，自己等了那么多年一次就成功了。接着我又哭了，哭自己怎么就那么不容易，怎么就等了那么多年呢！我开始恐慌，和老公亲密的二人世界结束了，我不应该再对老公

心理话

怀孕是母亲单向付出期，一种对宝宝单纯而无私的爱。而生命力如野草一般，孩子转眼就出生、长大。而教育、情商培养才不是在孩子出生后才开始，而是从孕期就将那些重要、深刻、美好的小种子种植于自己和宝宝的心里，它不仅指引你的身心成长，也奠定了宝宝最终的心智发展。所有孩子在三岁内一段时间里与母亲个性惊人相似，那是因为你所展现出来的情感、情绪，都是指引宝宝为之骄傲或模仿的最佳人选。孕期，不止是给宝宝一个生命，也是给自己一个新生命的开始。

撒娇了，也不能独享他的爱了，从此我的心里和我妈一样开始无休止的牵挂了。想着想着又幸福无比，肚子里的宝宝是男孩还是女孩，长得像我还是像老公，我要将自己无尽的爱都给TA。这一天，我几乎是在一种不真实，恍惚的状态中度过的。

母女俩在我的努力下终于都平静了。女孩没有摔门离去，就算是一个好的开始。就算是母女俩都在气愤的情绪中，也能从每句话中感受彼此相依为命的情感。世间的爱，就像色彩中的红。正面力量来的时候，温暖人心；负面来时，如烈火般烧伤彼此。

我拉着小女孩的手，放在自己的腹部说："你感觉到一个小生命了吗？腹中的小宝宝多么顽强来到这个世界，你当年也是这样。"

小女孩摸着摸着就哭了。

工作结束后，步爷牵着我的手叮嘱："今儿的咨询真激烈啊！下次，遇到快要打起来的人，一定要躲开啊！要知道，你怀孕了啊！"

我答非所问，坚定地对他说："无论发生什么事情，无论我们多么不容易，我们都要自己带宝宝。"

步爷：“这个问题不是谈过吗？一定是我们自己带宝宝。”

我又哭了：“如果未来的一天，宝宝也像细细这样问我们，那会多伤心啊！”

步爷：“心理化教育从现在做起！别等 TA 来问，现在就告诉 TA 吧！”

温馨提示：

孕早期出现的各种波浪式的情绪都属于正常，不要过度地压抑或回避，也不可长时间沉浸其中。此时，最好是在平静下探究内心。当所有的情绪都有一个归属点时，仔细分析，这时所产生的母爱力量会更加真实和强大，帮助我们认识自己，认识情绪，并能在孕期整个过程保持良好状态。

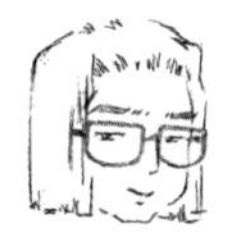

老婆加油！

女孩小雨坐在我面前，低着头一言不发，或者是由于刚刚激烈的战斗有些疲惫了，或者她根本就觉得和我没任何话好说。

这情景似曾相识，就在几天前，同样的地点，不同的咨询师，不同的来访者。

小雨的妈妈和叔叔已经关门出去了，要不是这位身材魁梧的叔叔，估计还很难将这女孩请来。

“我想我得跟你说实话，在此之前我并没见过你的家人，更谈不上是朋友，我只是个心理咨询师，她们寻求我来解决问题，你的，或是你妈妈的。”我看着她手臂上一片片的瘀青，想象着可能发生的各种场景，“也许你不认为自己有问题，但我能感受得到你的痛苦，身体和心灵上的，你不说，这痛苦就得自己承担，起码在一段时期内你无法逃避，毕竟你还未成年，你还需要她，比如物质上的帮助。如果跟我谈谈，或许能让这痛苦减轻一些，给一些我来分担，毕竟我还算得上是个专业人士。”

她抬头看了看我，那一瞬间的眼神告诉我，谈话还可以继续。

类似的咨询起初介入总是比较困难，就如同几天以前，挡住那个叫细细的小女孩，之后我们也探讨过，从专业的角度来讲是无可厚非的，应该去做，但根据目前我们的情况，已经确定她怀孕了，还是否合适？当她站在门口，面对那对争得面红耳赤的母女时，我有一种冲动，一种希望上前去保护妻子的冲动，即便根本没有任何的危险，但我想至少会对她情绪上造成影响。为此呢，我也在反思，知道她怀孕以后，自己似乎已经把她定义成了一名弱者，看成一个非常需要被保护的人，也许这仅仅只是一种本能，一种愿望，她肚子里面正孕育着我们的后代，应该去保护她。于是，在那天咨询后我会跟她开玩笑，以后遇到这种情况，你可要小心啊！而她坚定的回答才让我确定了自己，想想没错，这就是我们的工作，是我们生活的一部分，无论是之前、现在，还是以后，都不会发生改变。关键的问题在于如何面对，用什么样的心态去面对，我当时能感受到，她的积极，她的那种正面的情绪强大得如同涨潮的海水。

咨询持续了近三个小时才结束，中间不可避免地又发生了一些争执。

“怎么样，老公，累吗？”当我送走了这对已经恢复了平静的母女后她问。

“嗯，还好我能控制住局面。”

心理话

有人说心理咨询师就像个垃圾桶，需要不停地接受别人的精神垃圾。但我想说，说这句话本身就是种负面的暗示。咨询师每天面对的都是问题，这是事实没错，但能够从业多年，就证明了你有这种承受能力，其他的行业也是如此，在工作中你不可避免地会产生一些压力或者被迫去接受一些消极的东西，但这些并不重要，重要的是你如何去面对。或者你本不是一个积极的人，或者你认为自己天生就带有悲情的色彩，但从此刻开始你得积极起来，因为你将面对的是一场革命，是一种崭新生活的开始，想方设法地让自己积极向上，就像那棵你孕育的正在茁壮成长的幼芽。我相信你可以，但如有困惑，需及时地寻找专业人士，这也是积极心态的一种体现。

“怎么这两天的咨询都挺激烈的。”

“是啊，而且还都是亲子关系的问题。”我想她想说的也是这个。

“而且还都是母女。”她补充说，“不同的是，这个妈妈好像蛮强势的。”

“嗯。但根本原因，我想都是一样的。”

“所以呀，像你说的，我们得从现在做起，我想我的情绪也会影响到TA的情绪。”她说着用手指了指肚子。

“我相信，这对你来讲，算不上什么问题，你一直都很积极，现在应该更是。”我想这不算是种暗示，任何一个认识她的人都会这么想，只是此时需要我再强化一下。

“对，我要加油！”

“呵呵，不用加油啦，保持现状就行。”我拍了拍她的肩膀，“走，想吃啥？哥带你去。”

PART 3

孕期情绪与饮食

June 16

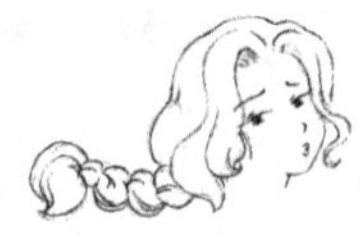

老公为我做饭

步爷在厨房里忙碌着，一回头看我站在门边乐，问："傻笑什么呢？"

我走过去抱着他的后背说："谢谢老公啊！"

步爷对我的肉麻表示从来都是无条件接纳，嘴上却冷冰冰地："去阳台坐着看花去，我要炒菜啦。"

自从怀孕后，我就不再进厨房做饭了，步爷怕油烟伤着我和宝宝。他也不要我拖地，怕脚下万一有个闪失。以前走路都是牵着我的手，现在却一直扶着我的腰。结婚前叫我小仙女，婚后六年时间改称：胖胖。直到我怀孕后，他又改了：宝宝。无论何种称呼，我都喜欢，虽然有时也对他嗷嗷地叫：我不胖！老公不擅甜言蜜语，但他很细腻，此时的称呼改变虽然悄无声息，但却让我知晓自己在他生命里有多重要。

我坐在阳台上，拿起电话又放下，纠结到底要不要告知妈妈这个好消息。最后，我还是决定打给秦医生。秦医生是我在妇婴医院讲课的负责人，非常热心，我们多年的合作很愉快。

秦医生得知我怀孕，很开心，表示祝福。

我问："什么时候去妇产医院建大卡呢？"

秦医生很干脆地说："你有不适吗？有流血迹象吗？有腹痛吗？"

我回答："没有，现在很好，早孕反应还没有呢！"

秦医生说："那就等到两个多月以后，稳定了再来吧。"

我问："那会不会太晚，你们不收呢？"

心理话

新生命的到来不止给予希望，也带来回忆。每个人的内心都会有自己理想的那个样子，在宝宝到来的那一瞬间，是多么渴望把所有的理想全部给 TA。却不要忘记自己同时也会如孩子般渴求原先期望的那个样子，无论是弥补还是给予 TA，走出自己青涩的幼年记忆是那么的必要。毕竟你不止是孩子，也即将要成为一个母亲。而这双重的身份，也将最终影响着未来的亲子关系。此时，不要忽略与母亲的关系，早早化解早期情结带来的孕期影响。

秦医生说："放心，只要是孕妇，我们都收的。"

秦医生又问我想怎么生，我坚定地回答："自己生！"

她把我夸了一通，又说："自己生孩子，宝宝最好控制在七斤之内，我给你一张食谱，又营养，又不胖，生的时候不怎么费劲。每天坚持两腿盘起来坐，脚尖对脚尖，让两腿有力，这样生的时候腿不会抽筋。"

她又问我："你算宝宝的预产期了吗？"

我回答："我的月经不准啊！我自己认为是 2 月 17 日，如果按照月经的日子是：1 月 27 日。"

秦医生说："没关系，到时 B 超一查，就能知道宝宝大小，再具体地算预产期吧。"

挂了秦医生的电话，我有些兴奋，也不纠结了，决定把怀孕的事情告诉我妈。

谁知我妈的态度根本就不是我想象的那样。

她很怀疑："你怎么知道怀孕了？自己查的能准吗？你真的就怀孕了？"

心中突然一阵莫名的委屈：妈妈，你为什么总是怀疑我呢？

我妈声音一下子大了："你这孩子，就是问你一句，怎么怀疑你呢？

去医院查查！”

我说：“不去。”

我妈回我：“你爱干啥就干啥，我不管你。”

我妈把电话撂了，我捂着脸呜呜地哭了。

步爷急忙跑过来：“谁？谁？谁欺负我家宝宝啊！”

我说：“我妈啊！她说她不管我啦，怀疑我，从来都不认可我的能力，还把电话给我扔了。”

老公放松了：“哦，别啊，咱妈不会不管你的。你怀孕了，怎么像小孩了。”

听到这句话，我立刻冷静了。对啊，一直以来，我早已习惯了妈妈的刀子嘴豆腐心，并不在意妈妈说些什么。每个人都有爱的方式，就算是母女也有两种极端的表达。当我说：妈妈，我好想你。我妈就会说：想什么想，谁让你走那么远。以往我都会笑笑，并且有种酸涩，能够理解妈妈刻意掩藏的思念。知道自己怀孕后第三天，听到妈妈一如往日的话语时，却像针扎一般刺得心里难受。我知道自己内心在发生变化，就像蕴藏已久的火山即将喷射，还好，步爷在非常关键的时刻提醒了我，我又笑了。

温馨提示：

了解孕产期的状态不止来自于医院各项检测，也需要对自我身体熟知，对孕产知识的多方面了解。此时，若能做全方位的准备，在生产以及产后都会有非常大的帮助。至少，对于孕妈妈而言会多些自信。比如选择顺产时，无论是饮食调整，肌肉练习，还是精神因素，你都已具备了良好的身心条件。

步爷拉着我吃饭。看着眼前两块鱼、一些茼蒿、一点米饭，我说：“啊？给我吃这么少啊？”

步爷很严肃：“想不想自己生？”

我说：“想！”于是乖乖地吃饭，吃着吃着，听到手机里传出奇怪的声音。

步爷正对着手机设定闹钟，闹钟里发出东北大碴子味的声音：“八点：牛奶一杯、面包两片、鸡蛋一个；十点：酸奶一杯、饼干两块；十二点：……”

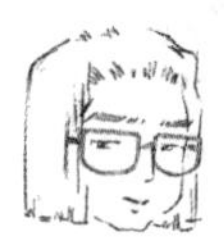

为她多做一点点

在确定她怀孕时，心情的确有点复杂，冷静下来，第一个想到的就是，我该做些什么，是啊，我该做些什么呢？我能做些什么？

归纳起来，差不多就两个方面吧，心情和营养。

感觉心情方面，我所需要做的，或者说是去改变的，不是很多。一直以来，她的情绪控制都胜我一筹，在她的内心天天都是风和日丽，偶尔刮风下雨，也绝不带伞，她好像还巴不得被淋湿；我呢，喜欢整天在心里放把伞备着，就算烈日当头，拿出来防晒也行。认识她快六年了，刚结婚的时候还拌嘴红脸过，她也学着离家出走，不过也就拎了包行李在小区里转转，半个小时内，我不找她，她一准回来，然后气哼哼地站在门口："你什么意思？"而我只好如实回答："我在上面一直盯着你呢！"这差不多是最严重的了。现在，吵架对我们来说已经成了稀罕物，偶尔让她大闹一次，过后，两个人坐下来还会相互调侃一下，"哎？我发现吵过之后，心情还挺好。""是啊，我也感觉舒爽了许多。""要不，咱过两天再吵吵？"这的确是个很有趣的现象，我也研究过，估计我们相互之间太过了解，就形成了不是因为争执，或者说想让对方服从自己的观点而吵架，而单纯是为了宣泄一下情绪去吵架。

而更多的，那些需要调整的问题，却是我无能为力的，比如她跟的妈妈之间的问题。面对诸多的历史遗留下来的陈旧了的落了层厚灰的东西，我一筹莫展，她们时不时就会从土里挖出来两件鉴赏一下，直到弄得几乎

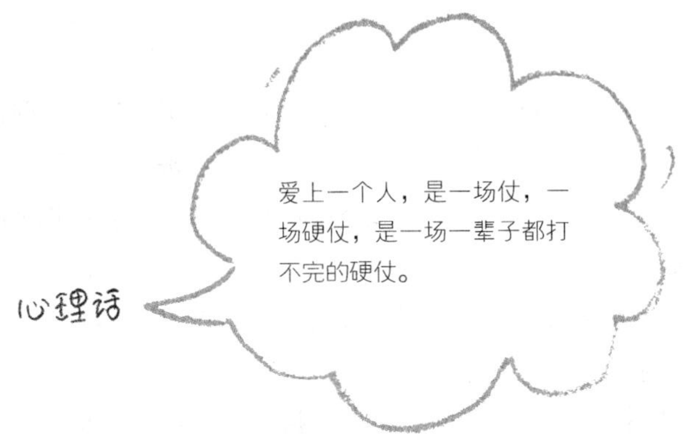

支离破碎之前，再小心翼翼地埋回去。我也曾努力地去试图调解，但后来我发现攻克它要比攻陷巴士底狱还来得艰难。记得，我和那个叫小雨的女孩探讨过类似的问题，就在她说她对妈妈的爱已经被火烧成死灰的时候，她完全没了人生的方向，或者认为自己没了存在的意义，我只得先将我太太这个活生生的例子搬出来，以安抚她低落的情绪。首先得承认，这是个正面的范例，人生存在不同的阶段，最初你想要的爱大多来源于父母。但是，你在感受这种爱的过程中会发现它微妙的变化，直到你的下一个阶段，你会对它下一个明确的定义，越来越多，越来越少，或者根本没有，但这都不会妨碍下一阶段的到来，因为即使没有，你的这种需求也会发生转移，最终转移到一个你所爱的人的身上，如果幸运的话会持续很久，如果能持续一生，那就是幸福。

我完全能理解太太每次和妈妈打电话时的心情，在怀孕之前，她可以很满足地去关心他们，她能做到把一些东西尘封于心底。但现在，问题开始变得复杂，因为她正在经历人生的另一个阶段，需要做的是付出一份对子女的爱，会让人无法回避地将它映射到自己的身上，会让人情不自禁地去衡量对比，然后在内心跳出一个结果。那就是她为什么会越来越在意自己母亲的原因，因为她得到结果有种很大的落差。我能感受到她的孤独，当你正尽全力付出那份爱的时候，却发现自己是空空的，似乎从来拥有过。

不过分地讲，那段日子每次在她欣悦地要给家里打电话的时候，我都会如临大敌，从头顶到脚跟的每一处神经都紧绷到备战状态。电话之后的她轻则长吁短叹，几句牢骚，重则放下电话抱头痛哭，而我总是同样的一段话不停地重复，或站在她的立场，或站在她妈妈的立场，或站在我的立场，那是段很奏效的话，我已练到炉火纯青，但我也遗憾地知道，这解决不了根本的问题。

营养方面起初也让我有些挠头，但结果出乎意料。她是个素食者，没有宗教信仰，却不喜荤腥，甚至一口不碰，大到鸡、鱼，小到蛋、奶。应对的办法很简单，有点像行为主义学派的系统脱敏法，从视觉到嗅觉，从嗅觉到味觉，从一小口到两小口，从几小口到一大口。我愿意多花些精力把她不喜欢的东西做出她喜欢的味道，只要开始看着、闻着、尝着能接受就行，她对此也积极地配合。让我倍感欣慰的是，现在有几道大鱼大肉的菜已经成了她每周必点的最爱。

温馨提示：

对于大多数孕妈妈而言，怀孕前后的饮食及习惯是会有所改变的，但大致只需遵循两个原则即可，第一是保证每日所需营养的充足，第二是少量多餐，简单地讲就是牛奶按克、苹果按片儿、西兰花按块儿，并做到定时定量，建议在手机中设好闹钟提醒，这样即有趣又不会忘记。

PART 4

孕期情绪之害怕与恐惧

June 18

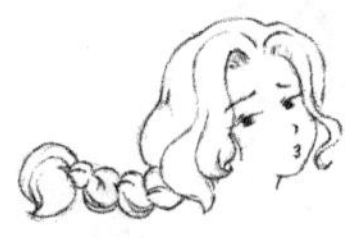

我意象中的天使

“闭上眼睛，邀请宝宝听这首《薰衣草的天空》，夫妻两人另外一只手可以握在一起。”

在说这句引导语时，我看到台下有很多准爸爸准妈妈开始牵手，并且闭着眼睛微笑。

“开始放松肩膀、胳膊、手、背部、臀部，再来放松头皮，让自己的身体放松地靠在椅背上。”

下面的孕妈妈们都开始动起来，有的大动，有的只是轻微的小动，都很配合地做着放松。

“请跟着我想象，想象自己走进一片绿色的草地，想象自己抬头看：天空很蓝，阳光刚刚好，很温暖很舒适。”无论现实中的此时酷暑还是严冬，妈妈们都能想到她们需要的阳光。

“想象自己往下看，草地很绿，很绿，偶尔有野花。”颜色一直是我强调的，此时内心美好的人是可以想象到色彩的。如果内心忧伤且焦虑的孕妈妈，天空也许是灰色的，草地也许是沙漠。

“想象自己走着走着，眼前出现一片紫色的花海。这是薰衣草的天空。想象自己走近薰衣草，开始深呼吸。薰衣草的香气会让我们心灵宁静。”情绪来自于身体，首先我们要控制身体，学会深呼吸，让自己身体和情绪保持平稳。

“想象自己坐在花海里，这样的景色很美，只有你想得到和看得到。

心理话

女人在怀孕期间很容易产生无助感，这种无助感与平日里的能力和坚强无关，是复杂心理变化后的综合情绪呈现出的一种低落状态。无论你的爱人有多疼你，你的家人有多么关心你，一切都要自我承担和面对。所以这样的情绪出现本就很正常。此时，只是需要不断强大内心力量，再加之母爱的情感，正面积极的心理暗示，才会有效化解心中那一抹无助、不安、焦虑，甚至是害怕与恐惧。

此时，天空飞来一个小天使。它落在你的面前，你有什么愿望吗？把你的愿望告诉它，它一定会帮你实现。”心灵最正面的暗示，不是来自于旁人而是自己。孕期，无论我们在生活和工作里多么的坚强和能干，此时，依然需要不断地强大自己。

“好，我数五声，五声之后我们可以睁开眼睛。”

台下的准爸爸准妈妈都睁开眼睛，开始交谈。我建议大家端起一杯白开水，一口气喝下去。如此，心灵的放松才会更加彻底。

我也在喝水。心里有一丝疑惑，为何我的天使变了？

这是我知道自己怀孕后第一次来为孕妇讲心理课。四年来，每个月里有两个周末我都会在妇婴医院为准妈妈们上心理课。每次我都会和她们一起做意象放松，脑海里出现美丽的画面，也会有一个小天使圆圆的脸蛋，头发卷卷地如金子一般闪耀着光芒，光着屁股飞来飞去。今天的脑海里，曾经那个小天使不见了，出现了一个男人，头发也是卷卷的，还有一对大大的翅膀在煽动着。突然，他飞到一所教堂之顶，落在十字架上。画面感很强，就好像我看过的一部电影《柏林苍穹下》的海报。

下午三点半讲课结束，被好几个孕妈妈拉着问了些心理问题。坐车回家的路上，我拿出步爷准备好的苹果和点心开始吃，心情很好。

回到家，步爷热情地来个拥抱，问：“今儿，讲课顺利吗？”

我兴奋地回答：“很顺利啊。”

突然，我想到一个问题，就把自己在讲课时脑海里潜意识的变化详细地告诉他。最后问：“我的天使怎么就变了呢？”

步爷怔怔地望着我：你听真话，还是假话？

没有一丝丝防备，我笑着说：“当然是真话了？”

步爷一字一句地说：你的内心还是害怕、恐惧，你需要有更强大的力量来帮助你！

我感觉到脸上的笑容凝固了，似乎心底深处的某一处紧绷着的弦被他最后一句话震得粉碎，我僵在那里，感觉周围一切都在旋转。不知道，过了多久，我被步爷呼唤着逐渐清醒。望着步爷焦急的脸，我开始嚎啕大哭。

温馨提示：

“秘境放松”是正面积极的有效方法。无论是身体上的放松与深呼吸，还是想象中的画面，它会不断深入内心，强化自信，减缓负面情绪对身心的影响。每天若能坚持进行美好的想象，最终你会发现心灵深处蕴藏的无穷力量是那么坚不可摧，应对孕产期后的生活是如此得心应手。

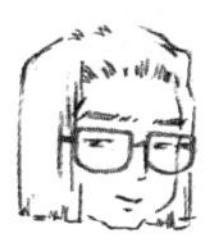

做老婆的心理咨询师

关于秘境这种较专业的东西，在我们刚认识的时候还有过不同的见解。

那时我们都是从事心理咨询行业的，只是不同在一个工作室。有时我们会讨论些咨询的方式方法，而秘境放松可谓是她的独门绝学。美妙的音乐加上专业的引导，再配以来访者无尽的想象，在近乎催眠的状态中，探索内心的潜在需求，这就是我对它的定义。

她曾建议我亲身经历一下，但我没有正面的回答，只是说：如果真的有效，我想我会哭。我们都很清楚深埋我心底的那份不可触碰的东西，当然，她也看得出我的怀疑，她没有要求将这种方式应用到我的咨询中，她只是默默地自己探索。

不得不承认这种咨询方式很有效，没过多久，我也加入了一些案例的深入探讨中，事实上几乎没有两个人的秘境是相同的，每个人都很独特，有的像幅看不懂的画，有的像场电影，写实的，抽象的，唯美的，多种多样。

直到那一天，我第一次陪她去讲孕妈妈的课程。

结束后，她问我："意象放松的时候，你也有在做吗？"

我说："有的。"

"有画面吗？"

"有。"

“除了我引导的那些，你还看到了什么？”

“你。”

“那你感受怎样？”

“挺好。”

“哼，就知道你会这么说，吝啬！”

其实，的确有些表扬她的话，只是我放在了心底。

这似乎有些不公平，曾经我也问过她：“你在给这些孕妈妈做放松的时候，你也会做吗？”

“是的呀，我每次都会和她们一起做。”

“那你看到的是什么呢？”

“记得我第一次听这个音乐的时候，那时我还不认识你呢，我看到的是我自己，穿着白色的婚纱裙，从一个木质的旋转楼梯上，缓缓地走下来。”

“嗯，我想这是你当时情感方面的问题，现在已经被我解决了。”

“是啊，当时我也有很大的感受，所以后来才联想能不能用在咨询上。”

“那么，现在呢？”

她闭着眼睛说：“一片紫色的花海，蓝蓝的天空，我光着脚站在草地上，呼吸着清新的空气，身旁还有个胖胖的小天使，圆圆的脸蛋，金黄的头发……”

她一直都是这样，对待我的问题没有最详尽只有更详尽。这的确有点不公平，我喜欢让她猜，她喜欢听我的评论和分析。

今天，同样的一节课程，同样的一次秘境放松，但在她却出现了不同的画面。

“我的天使怎么变了？”在详细的描述后她问。

“那么，你害怕他吗？”我问。

“不怕，就像那部电影里的天使，站在楼顶，低着头，俯视整个城市。”

“哦——”我知道她说的是《柏林苍穹下》里的那个天使，有些孤独，有些压抑，从她的眼神里我能感受得到，有点不安，有点期待。我想在现在的这个时间把我的真实想法说出来是否恰当？我想她内心一定有了大致的结论，只是有些模糊，需要我的确定，我想是否她已经准备好了面对自己内心已经发生的变化？我想我还是把这个问题交给她，“你想听真话，还是假话？”

当我把我的真实想法说出来的时候，那结果是我所能预料到的，她曾经说过，如果我的话一句就准确地直击内心，自己就会像被雷劈中了一样。

而我没能预料到的，显然是这次击中的程度。当我抱着正在嚎啕大哭的她的时候，我有点内疚，自己说的是不是太过真实了？同时我也在极力地思索着她的这种恐惧不安的由来，或者是我有些方面做得不好，或者来自家里，或者首先得让她平静下来，“你想听假话吗？你不想知道假话是

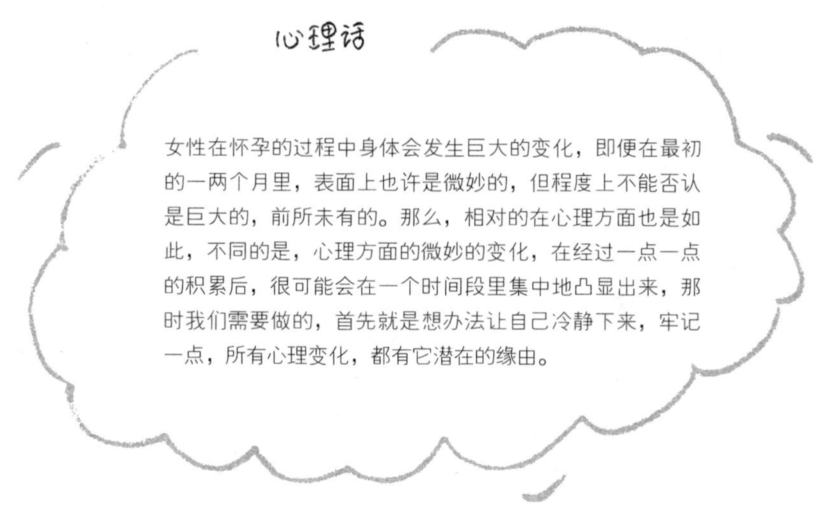

心理话

女性在怀孕的过程中身体会发生巨大的变化，即便在最初的一两个月里，表面上也许是微妙的，但程度上不能否认是巨大的，前所未有的。那么，相对的在心理方面也是如此，不同的是，心理方面的微妙的变化，在经过一点一点的积累后，很可能会在一个时间段里集中地凸显出来，那时我们需要做的，首先就是想办法让自己冷静下来，牢记一点，所有心理变化，都有它潜在的缘由。

什么吗？”

过了好一阵，她终于有了回答，“是什么？”

“就是——”我故意停顿了一下，“没事，我会一直保护你的。”

“讨厌。”

PART 5

高龄孕妈妈

June 22

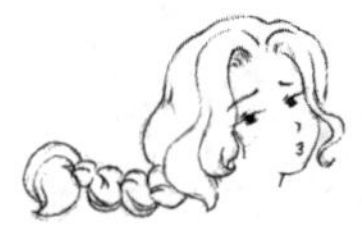

秘境中的天使（下）

天空很蓝很蓝，太阳温暖地照耀着我，偶尔有几朵白云。我光脚走在青草地上，路上开着白色的小野花。青草地很宽广，一直引领我向前走。我看到一望无际的紫色花海，在蓝色的天空下壮观而美丽。轻轻走到薰衣草前，我开始深呼吸，甚至能感受到它的香气。我坐在草地上等到了那个拥有翅膀的天使，告诉他我心中的愿望："希望您能保佑我的孩子健康、美丽、聪慧。希望您能赐予我无穷的力量，让我勇敢面对将要发生的一切。"天使一直微笑地听我诉说，最后将温暖的大手放在我的头顶，立即有无数光芒照耀着我，直到渐渐淡去。天使的声音很空灵，但字字清晰："你的愿望一定可以实现，相信自己。"

我慢慢睁开眼睛，那首旋律优美的曲子还在放着。步爷正看着我笑，递一杯水："刚想什么呢？"

一口气喝光后：哇，好舒服。我还是第一次完全投入的做秘境放松，感觉真的很棒。从昨天开始，我就决定每天开始做放松练习，直到生产。我要帮助自己，我要帮助我和孩子。

当步爷那句"你需要更强大的力量来帮助你"时，我就像被猎人一枪命中要害，虽然身体毫无疼痛，但心灵开始流血，无法克制自己开始嚎啕大哭。这样的哭法真的超级难看，丝毫没有我以前哭的模样，珍珠般的泪水在大眼眸中一滴滴落下的那样优美。这样的哭这辈子头一次，刻骨铭心，永生难忘。

心理话

孕期，我们无法避免的真实的情绪。我确实见过，有一个女人在怀孕期间情绪起伏很大，睡眠很差，身体出现多种不适。孩子出生后，老公不敢抱孩子给她看。当她在两天后看到孩子缺少一只耳朵时顿时昏了过去，最终产后抑郁来我这里做心理咨询。怀孕时，我也担心宝宝健康，毕竟这个案例对我冲击很大。但我要接受这样的情绪，不回避、不压抑，最终我更加确定自己为了孩子可以付出一切，那是我久藏于心中，恒久不变的母爱。

步爷任由我哭，还不时说："哎呀，哭得怎么这么难看啊。"

大概哭了有五分钟时间，他开始上了一套心理咨询的方式："你为什么哭呢？"

我开始诉说内心深处的感受："我知道自己紧张、担心、害怕、恐惧，但我不知道自己的潜意识能如此的强烈，强烈到需要宗教、信念的力量来帮助我。"

步爷平静地问："那你知道自己为什么担心、害怕和恐惧吗？"

"知道。"

"说给我听，好吗？"哦，好温柔细腻的老公啊。

我不哭了，开始说："你见过女人生孩子吗？"

老公如实回答："没有，只是在电视上见过。"

我说："我见过很多啊！以前我在医院妇产科实习过，女人生孩子时真的很痛很痛。痛的时候骂人的、尖叫的、打人的、掐人的都有，完全都变了一个人啊。"

老公宽慰我说："那你是怕痛咯？如果这么痛的话，我们还是不要生了，反正我要不要孩子无所谓。"

我哭着说："我要的！我还是要自己生！！"

步爷舒口气，又问："那你还怕什么？"

我说："旧社会，女人生孩子一脚踩进棺材里……"

步爷："你是怕死吗？"

我说："是！我贫血，怕自己大出血。我死不要紧，我的宝宝怎么办？老公你该怎么办？以后谁会像我这样爱你，谁来疼我的小宝宝。"

步爷笑着说："想得很远啊，那你还生宝宝吗？"

眼前已经有很多餐巾纸了，我扔出手中已经揉成一团的纸巾，坚定地说："生！我还是要生宝宝的。"

步爷问："还有什么吗？"

我："我是高龄产妇啊，有可能孕期出现这样那样的问题，最重要的是怕宝宝生出来不健康啊。"

步爷："你在担心宝宝的健康？生孩子不止会很痛，也有可能会死，宝宝还会有问题，那生不生呢？老婆，我要不要孩子无所谓的。"

我："不！我要宝宝，我还要自己生！"

步爷彻底舒口气："生死都想到了，应该没有什么了吧？"

我说没有了，忽然又想起："有啊！生完宝宝，我就老了，更胖了，你就不会爱我了？你会不会爱上别人啊？"

步爷的回答如一阵清风："生死都不怕啦，这算什么呢?！但我肯定

温馨提示：

孕妈妈可以在一天最安静的时刻，拿出纸笔，将自己所担心的、害怕的、纠结的问题一一写下来。当你确定每一种情绪都能找到真实的原因时，再找寻一个积极的解决方案。你不止能认识到自己的情绪，也能帮助自己走出情绪困扰，更能对将要发生的一切做出积极的预判和处理。这将对未来的生活都有积极的影响。

地告诉你，我就喜欢胖子！”

顿时，母爱爆棚！

与步爷彻底的谈话让我充分地认识内心的对生宝宝这件事产生的那份虚弱和不自信。但只有认识是不够的，害怕、担心并不会轻易离去，于是从这天开始进行自我帮助，直到我的心由内而外的强大起来。

内心的强大

她今年 36 岁，这是我们决定今年要宝宝的最关键的一条原因。临近高龄产妇，甚至可以被划为高龄产妇。对于她来讲，错过了今年就等于错过了最佳时期，而我，今年 30 岁，小她六岁。

所以她总是跟我讲："对于我，已经是非常紧迫的事情了，而对于你，却不必着急。"我说："没错，对于男人恐怕只要能动就不用着急。"我知道她已经将这件事的压力包揽到了自己的身上，但这本来就是两个人的事，所以我只希望在明确这个事实的同时，能够帮她分担一些，或者说，这个压力至少有百分之五十归我所有。于是，我和她有了个约定，如果在一年半内，也就是她 37 岁前，肚皮还是没有动静的话，那我们就携手放弃这个人生需求。

她很爱小孩，打从我认识她那刻起我就知道，如果在大街上她突然叫出声来，那不是摔倒了，就是她看到了某个可爱的小宝宝，然后开心得就像发现了她心仪的珠宝，每次我都能体会到她的那种渴望，如果那是自己的孩子，会多美好。

她爱看电影，这是受我的影响，她也很爱哭，甚至是在工作中，差不多一年会有两三次，这本是心理咨询应该避免的事情，如果咨询师和来访者每人手里都攥着纸巾的话……但她对我讲："我不会哭出声来，我只会默默地流泪，更不会影响我的判断和情绪。"我想那就是专业上所说的同理心吧，一种与来访者产生的共同感受，当然那也是她情绪的一种自

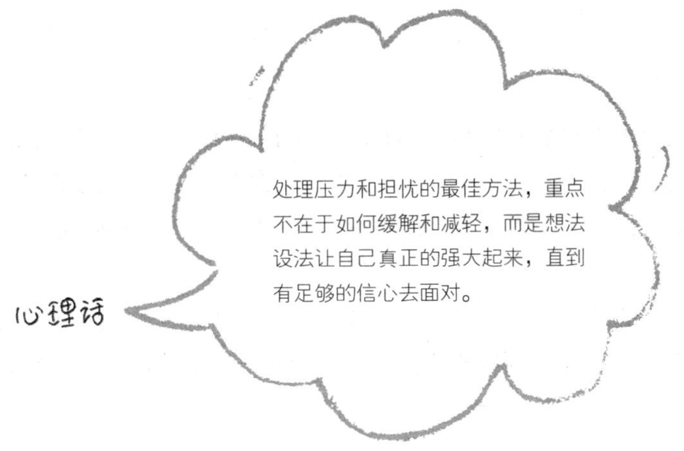

然流露，又何必要去刻意回避呢？我记得有一部电影，是她哭的最严重的一部，结束后还将持续了近半个多钟头，隔天早上眼睛肿得像两颗薄皮核桃，电影不是关于爱情的，也不是讲述生离死别的，甚至它的主人公只是个机器人，就是这部叫《人工智能》电影，也让我思考，为什么会让她哭得如此惨烈？因为那个机器人是个小孩，它渴望成为人，它渴望获得人类的情感，更重要的是它渴望得到是如来自母亲的那份爱。

因此，我想我们的这个约定是很残忍的，因此，连我都不确定这个约定在一年半以后自己还能不能遵守，但我觉得这是我能帮她分担那份压力的唯一办法，有效的也是实际的。但幸运的是，这个约定还没有维持多久就解除了。

我承认当她趴在我怀里大哭的时候，我有众多的不理解，但我相信那该是我始料未及的事情，我承认当时有些手足无措，我本想自己已经做好了准备，时刻接受这种孕期产生的变化，但仍旧不够完善，我也承认这毕竟是我的第一次，缺乏经验。

有一点你得相信，一件事情对你而言越是重要，相对产生的担忧就会越多，即便这种担忧是种小概率性事件，但因为这件事情的重要性使它会被无限地放大，放大到你会去考虑，如果真的成立了我该怎么办？似乎它真的已经来临了一样。所以，问题的第一点，就是它并没有来临，它只是未来的一种可能；第二点，需要明确一下，你到底是害怕这种可能产生的结果，还是因为积累了太多的担忧情绪影响了你自己；第三点，如果这种可能成为了现实，你会怎么样？为了尽量能去扼杀它，你又能做什么。第四点，如果你什么都做不了，那只有一个办法，让自己做到最好，保持一个最佳的状态。

基于以上观点，我的话收到了成效，当然我所希望的不仅是暂时的平静，而是针对这个问题的冷静思考，持续一段时间的内心稳定，或者更久。

PART 6

孕妈妈自我帮助

June 28

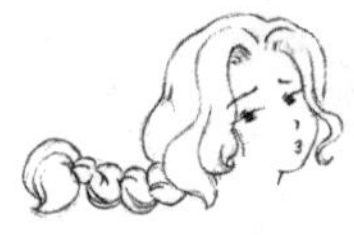

肌肉放松训练

虽然只是下午一点，天空被大风大雨折磨的已经灰暗，窗外的绿色的树木也被狂风吹得失了姿态。咨询室里虽然开着一盏落地台灯，但依然昏暗。本以为今天预约的女孩会被风雨阻止选择取消，但她还是准点到了咨询室。她缩进欧式小碎花包绕的藤椅内，头发上还有几滴雨水。我们的谈话并没有被这场夏日里的风暴风雨阻止，却在进行的过程中越来越寒气逼人。

女孩说着自己的症状，并抬起头来指着天花板说："那里有个鬼！"

女孩的声音瑟瑟发抖，屋内是昏昏暗暗的，窗外也是风雨大作，我也随着她的手指抬头看天花板，虽然什么都没有，但我的汗毛还是瞬间就刷地立了起来。

我问："这鬼长的什么样子，你能描述给我听吗？"我需要详细了解她的内心世界，区分她是精神分裂，还是心理感觉。有人曾经坐在我面前指天对地地说 9 · 11 世贸大厦的灾难是他干的，5 · 12 汶川大地震也是他干的，也有人说日本人给她脑子里放了芯片，你相信吗？我虽然说信，但这已经不属于我的心理咨询和治疗范围了。

女孩详细地描述着鬼的样子，而我的想象力也是惊人的丰富。虽然内心镇定、表情温和，但肢体上根根竖起的汗毛已经告知我已然感受到了惊悚。

我握住她冰冷的手，问："那个鬼还有吗？"

心理话

我们的心如同海绵，每天都会吸收正面和负面的信息；正面的无需去解决，只需要好好去体会。但负面的情绪会逐渐堆积，最终会转移到身体上，导致身心症的出现。孕期，孕妇由于体内的激素影响，身形改变，各种身体状况都有可能发生，如腰酸背痛、水肿、脚抽筋。如果能坚持做肌肉放松训练，并在激动时深呼吸，可以有效解决一些孕期不适症状，缓解焦虑情绪，保证良好睡眠，达到身心的放松。

她说："没有了。"

我松开手，又问："现在呢？"

她的声音又开始发抖："又出现了。"

随后的咨询我一直都握住她的手，以致后来每次她感觉不适的时候我都握住她的手。她说喜欢我握住她的手，感觉很安全。

送走女孩。我立刻坐进藤椅里开始做肌肉放松训练。

我在日常生活里总会坚持做肌肉放松训练，往往在遇到大悲大喜之事时，我都会用此方式来帮助自己保持身体稳定，以求身体与情绪的最终剥离，达到身心健康。情绪来源之一与身体息息相关，身体是情绪的表达方式之一，就如同脸红，惊悚时倒立的汗毛，无论是害羞还是紧张，或是害怕，身体语言是不会隐藏其真实的感受的。而身心症往往都和情绪有关，所以我们要学会控制身体，肌肉放松不止减缓焦虑，也会逐渐达到控制身体，甚至在孕期帮助睡眠。

这是我在整十年的心理咨询的职业生涯中第一次立即做肌肉放松训练，步爷说："这个案子很刺激，是吗？"

我说："是的。尤其我现在怀孕，格外敏感，我希望宝宝能感受美好。"

他试探性地问："那么，我们不接这个案子，好吗？"

我说："不好。我要接，首先我有信心做她的心理治疗。再者，我是宝宝的榜样，我不能逃避。我会用更好的方式来面对这一切的。”

步爷很放心地说：“好！我支持你！宝宝也会支持你哦！”

等我和步爷走出办公室，狂风暴雨已经停止，太阳都出来了。刚下过雨的街道干净清爽，花香怡人。我对老公说：“希望她再来的时候是艳阳天。”这个世上总有一些事无法解释，在随后的治疗中，每次她来的时候都带着暴风雨，只是心中的那个“鬼”早已烟消云散了。而我还是每天坚持做着肌肉放松训练，在音乐里、在床上、甚至在回家的路上。

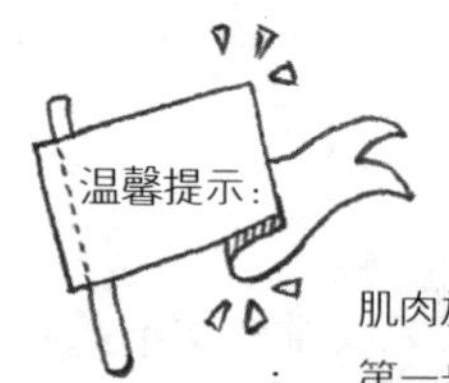

肌肉放松训练

第一步：

握紧双手，在内心数十秒钟后轻轻放开。要体会肌肉收紧到放松的感觉。

第二步：

放松的顺序从身体的远端到中心，到末端，最后是头皮。每个动作重复两遍。

手——胳膊——背部——臀部——大腿——脚——头皮。

最好选择在入睡前躺在床上做，保持心灵宁静。有时我还没有做完背部动作就已经沉沉睡去，孕期的睡眠质量非常好。

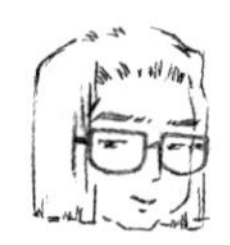

恐怖电影里的不良形象

做完今天的咨询后，很明显的，她跟往日有些不同。

“鬼”，这个概念，在我们平常的咨询中也会碰到，大多是在一些人的秘境当中。不能否定，每个人在某一阶段，都可能会产生些极负面的情绪，而这些情绪积压久了，或者没机会释放掉的话，就可能会反映在将来的意象中。实际上，表面看来你自己是无法意识得到的，就有点像慢性的食物中毒。而在意象之中，这种积压许久的情绪，也许会以一种连你都无法想象的形象出现，它的特征就是，不具备任何的喜感和美感。

当然，如果仅存于意象当中的话，实属正常，这只表明做心理咨询对你而言非常必要，或者说你的内心需要适当地调整了。但如果是存于现实世界之中，并且看得见摸得着的话，那就是另一个层面了，对我们来讲这样来访者少之又少，可谓是十年一遇。

我可以想象这次咨询对她的内心产生的震撼，但我无法预估这种震撼的程度如何，因为这种情形至今为止我还从未碰到过。

记得一位朋友跟我们说，在她怀孕期间，有个很特别的喜好——晚上一个人看恐怖电影。她也问过我，自己为什么会产生这样的心理，我问她：“你在看电影的时候，会害怕吗？”她说看得多了也没什么好怕的，只是觉得比较刺激。我问：“这种刺激会让你感到满足吗？”她说也谈不上满足，只是想看，看完了睡得还挺好。我说：“那就没什么关系了，只要是你能接受的程度就好。”

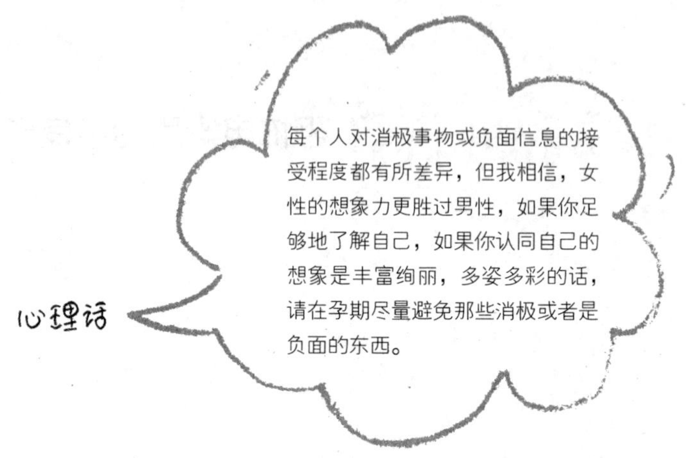

然而，我太太对此可是无福消受的。有段时间我也爱看些惊悚恐怖的电影，但她基本拒绝，曾经在我的怂恿和她好奇心的驱使下，尝试过一次，但结果是她付出了半宿没睡觉的代价。从那时我就认识到了，自己的想象力远没她那么丰富，因为我会告诉自己那些都是假的，是拍出来的特效，但对她而言，存于脑中的是一个个亲眼所见的鲜活形象。

可是，现在她所接受的，是确凿的事实，只不过是听他人的转述而已，我猜这应该比任何一部恐怖电影来的都要强烈，她只是坐在那里一动不动。

这场景似曾相识，差不多刚怀孕的时候，有天晚上，我在卫生间洗漱，那夜风很大，在窗外咆哮着，像头挣扎的野兽。

当我走进卧室的时候，她就躺在床上，就那么直直地躺着，灯光很暗，她动也不动。

我走到她跟前："哎，干嘛呢？"

她还是没有丝毫的反应，我用手试探了一下鼻息，嗯，还有气儿。

我心想，这是不舒服？还是在跟我赌气？立刻，洗漱前的一些情景在我脑海中迅速地窜过，我好像也没怎么样吧？

就在我思索的刹那，我突然发现，她脸部肌肉在不停地抽动，从嘴角到脸颊，直至额头。

“喂，老婆，你没事吧？哪里不舒服吗？”我有些怕了，用力摇着她的双肩。

她忽地睁开眼，用一种略带斥责的口吻对我说：“讨厌！人家在做肌肉放松训练呢？！”

“我晕，你也太过认真了吧？！”

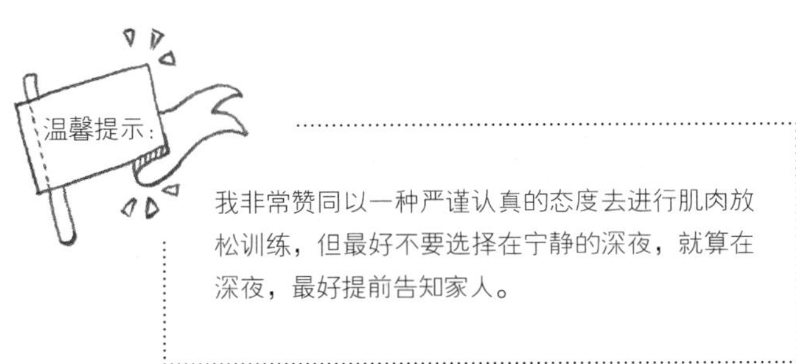

PART 7

孕妈妈的早孕反应

July 10

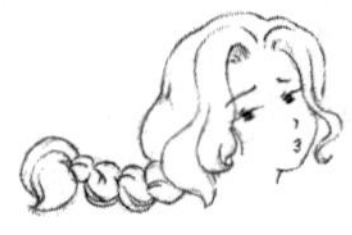

早孕反应

2009年的夏天格外清凉。虽然上海早已入夏，但宜人的气温让我心情很好，夜晚也睡得香甜。早晨八点，我醒了，深呼吸之后，让头脑和身体稍稍苏醒再坐起来。洗漱时，看到步爷挤在牙刷上的牙膏，心里蜜一样的甜。张开嘴的那一瞬间，心中一阵恶心，我趴在台盆上干呕起来，虽然什么也没有吐出来，但已经搅得胃里一阵翻江倒海。我堵住台盆的出口，将水打开，待盆里的水放满，我趴在水面上开始深呼吸，再呼出。当反复三次之后，胃里的不适逐渐散去。擦擦嘴，扭头看到步爷眼里的柔情，我骄傲地笑着："嘿嘿，没吐出来，很好哦！"

吃完早餐，步爷喊："走！散步去。"

7月7日第一次呕吐。此时我怀孕第10周。那时我坐在电脑前写稿子时突然感觉不舒服，吐出的东西不多，但让我从此绝缘猕猴桃。怀孕后每天都吃一颗猕猴桃，第一次吐后，再也不能承受它的味道了。从这天开始，每天坚持一颗西红柿，为了自己和宝宝皮肤好。第二次吐是清晨。老公建议我起床后多躺一会，让身体慢慢复苏。还建议我不要吃完早餐晚餐后窝在椅子上写东西或坐着，改成出门散步。于是从7月7日开始，步爷每天开始早晚拉着我散步。

小区里的环境还算优美，小桥流水，花儿朵朵，绿树成荫。我已经记不得两人都说了些什么，只是记得那种相依为命的感情在孕期开始日益增强。我的早孕反应只持续了三天，就结束了。也许是因为自己每天的

心理话

我曾面对过无数的准妈妈们，了解过很多生过孩子的女人，也从心理学找过答案，最终我得出自己的结论：早孕反应的严重与否，和准妈妈孕期所处的心理和生活环境有关。凡是内心比较纠结的准妈妈，反应都是比较大的。比如意外怀孕，要还是不要，纠结时反应会较重。还有生活状态，如果婆媳问题，夫妻关系，甚至职场上的人际关系紧张的准妈妈早孕反应也会比较严重。最后一个常见的是，居住环境紧张、杂乱或者嘈杂，也会增加其早孕反应的严重性。所以，我们要努力创造一个美好、温馨、宁静的身心环境，为自己，也为宝宝。

深呼吸和肌肉放松训练，也许是步爷牵手散步的舒展，让我轻松渡过了早孕期。

我常常张着大嘴巴，惊喜地对步爷说："怎么，我的早孕反应就只是吐三回？我的好姐妹，严重的要躺在病床上挂点滴，也有吃什么吐什么的。"

步爷微笑着说："我们宝宝体贴妈妈哦。"

我妈总是说："也许怀的是男孩吧！怀女孩时一般反应都大，男孩几乎都你这样。"

生育过孩子的有经验的阿姨们对我说："如果反应大，将来孩子会很难缠，非常难带的。如果反应小，会带得很轻松。"

所有人将他们的经验分享给我，我新奇地听着，也在心中做过无数遐想：我的宝宝是男孩?！我的宝宝会很爱我？我相信这点，坚定地相信！

温馨提示：

早孕反应，虽然是自然的生理现象，但却可以用强大的心灵力量来面对。所以努力给自己一个美好的心境。深呼吸，可针对缓解胃部不适，有利于宝宝的营养吸收。

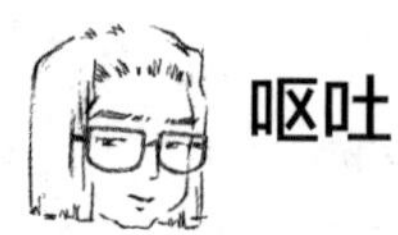

呕吐

事实上，我有一种感觉，就在今天之前，就在得知她怀孕之后，我感觉我们所做的一切都基于一张小小的试纸上，就是这张小小的试纸，让我们的生活发生了重大的改变。

在此期间，我甚至不敢相信，有时还会着了魔一样地反复问自己，这是真的么？我的人生已经迈入下一阶段了？我就这么无声无息地升级了吗？

这感觉似乎有些不妥，就如同你的目标明确，知道该往哪里走，但总感到身悬半空之中，两脚始终无法落地一样。我想，原因就应该出在自我判断的误差上，内心已经明确地给出了判断，没错她已经怀孕了，是的她是个孕妇，但眼睛传递回来的信息却是，她还是从前的她，她没有任何的变化。

我站在台盆旁，看着她俯着身子趴在上面干呕，一时不知道自己该做些什么，只是匆忙间抽了两把餐巾纸攥在手上。我感觉自己有些激动，把纸巾递给她的时候，手还有些颤抖。

“好点没？是不是啥东西吃坏了？”我问。

“一股猕猴桃的味儿。”她一边擦着嘴说。

“嗯，这两天猕猴桃的确吃了不少，我印象里你好像很久都没这样了。”怀孕前，她很多东西都不吃，因为吃了就会这样，但怀孕后好很多了，这应该是头一次。

心理话

经过这件事，我更相信了一句话，思想决定一切。我在考虑，事实上在她出现早孕反应之前，我们的生活并没有发生多少变化，无非只是饮食方面的一些调整，但为什么我们感觉到变化的确是如此巨大呢？是因为一些想法，一些意念。思想对每个人来说，真的是种伟大的东西，它虽然改变不了世界，但它却可以在一瞬间，让你眼里的世界、你眼中的人生变得不同。

“我想这次可能不是吃的引起的，算算时间，也差不多了。”她似乎很开心，灿烂的脸上丝毫看不出刚刚呕吐过得迹象。

“你觉得这是早孕反应，开始啦？”是啊，刚刚我也在问自己，她不过呕了几下，你干嘛那么激动啊！

“应该是吧，不过，不是很严重，比我想象的要好很多了。”

“甭管怎样，猕猴桃是不能再吃了，咱明天改吃西红柿。”

如果说这一次还不能够完全确定的话，那么三天后的第二次孕吐绝对让我确信无疑了，因为她没有再吃猕猴桃。

“感觉怎么样？和上次比起来？”这回我拿着纸巾的手没再颤抖，我想如果说以前还有些科幻色彩的话，现在就真的已经很纪实了。

“嗯。”她想了想，“好像还没上次那么厉害了，其实上次也不算什么。”

出乎我的意料，她显得十分轻松。

这种情况还发生过第三次，之后就杳无音信了，她没有再说过，我想也没必要特意地去提醒她。喂，这两天你是不是该吐吐了！喂，这两天你好像忘了吐了吧？因为呕吐通常也跟心理反应有关，就比方人常说的，我一看到这个人就想呕，我一想起这件事就想吐。如果能让这种孕期反应悄无声息地消失掉，那不是更好？

温馨提示：

并非所有的呕吐都是早孕反应，一般会发生在怀孕 6 至 18 周之间，不要对碰到孕吐就大惊失色，其实它只是一种准妈妈身体产生自我保护的本能反应。

PART 8

音乐与胎教

July 16

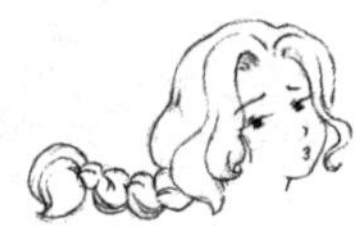

音乐与孕期体操

步爷坐在电脑面前，放着优美的音乐。

我开始做孕期体操。这是十几年前，我在部队宣传队时的一段舞蹈训练基本操。只是与当年不同的是，脚已经不能再上头顶，后踢腿也只能意思意思。怀孕后的我呈现出一种说不出的柔美，做操时虽没有当年那般舒展优雅，但还是十足的自信，犹如大肚子的长颈鹿。这段舞蹈基本功练习，不止是为我，也为了让我的宝宝拥有优雅的气质。无论TA是男孩还是女孩，那种高贵优雅的气质都是我期盼的。

这段体操大约五分钟，我开始练习双腿画圈，只为生产的那天，胯部、腿部有充足的力量。

所有的动作结束后，我开始静卧在沙发上，闭着眼睛做意向放松。心灵的天使已经给我强大的暗示，我的状态越来越好。

音乐继续，是柴可夫斯基的《天鹅湖》，老公已经将他和莫扎特的曲子为我准备好了。这段曲子属于胎教音乐，此时宝宝只有12周，尚无胎动，但我知道宝宝耳朵是最早发育的器官，希望她能感受得到，气质也可以早早熏陶。这时，我会邀请腹中的小宝宝一起听，并告知这是谁的曲子，他们是世界上最伟大的作曲家之一。

作为临床心理治疗师，我常常用到音乐。如果咨客明显感觉压抑，我会放旋律空灵的恩雅让其放松，已达心灵释放。如果对方非常的焦虑，总是坐卧难安，我会放阿姆斯壮的音乐，让其安静。而音乐治疗已经单独成

心理话

对宝宝进行音乐熏陶，其目的在于：
一、完善宝宝的性格发展。小宝宝出生后以致后期成长，美好的个性很容易形成，情商会很高的，体现在生活里就是特别的懂事。
二、活跃宝宝的思维方式，培养他们的创造力。对音乐的元素，比如速度变化，旋律差异，不同风格，不同的节奏的音乐作品有效给予宝宝聚和性思维训练。
三、增强宝宝记忆力。我希望宝宝将来学习不累，记忆力良好，学习起来会很轻松。
四、培养宝宝的理解力和专注力。
幼儿情商情绪培养从胎儿时期开始至六岁左右最好！
胎教音乐特别推荐柴可夫斯基的所有曲目。

为一项治疗手段，在国外大部分的临床案例中都会使用。其原理在于，音乐的振动与波长可以和谐地按摩人体组织，达到稳定情绪，甚至完善人格等功效。

音乐早早用在孕期时，小宝宝的气质不止可以熏陶，重要的是，我在为 TA 培养一种良好的情绪环境，积极的、有效的正面暗示力量从现在就开始了。从以往的经验来谈，经常听音乐的妈妈不止心境平稳，宝宝出生后会表现出惊人的乖巧，性格、心智发展都趋向美好。

曾经有妈妈问我，是否可以听有歌词的曲子？我的建议是如果这样的曲子让你感觉舒服，当然可以听。但在听的时候有缠绵忧伤的负面情绪时，建议还是回避。就如有一个妈妈每次听陈奕迅的《十年》都会伤感。黑格尔说：音乐用以扩展思维的广度和深度，艺术最杰出的本领是想象。也就是说，每个人在听音乐时会有丰富的想象力，这种体验式的想象往往会给听众带来不同的情绪感受。比如感觉很好时，若听到哀乐，心情自然会一落千丈。心情低落时，听到积极的音乐，情绪自然会得以提升。

我一直坚持听音乐，通过听觉让自己心情保持美好。我们必须知道这一点，最美的亲子音乐来自于妈妈平稳的心境。宝宝在你的子宫里听到：母亲的呼吸声，犹如潮汐起伏，消化道的声音犹如清风拂过麦穗。

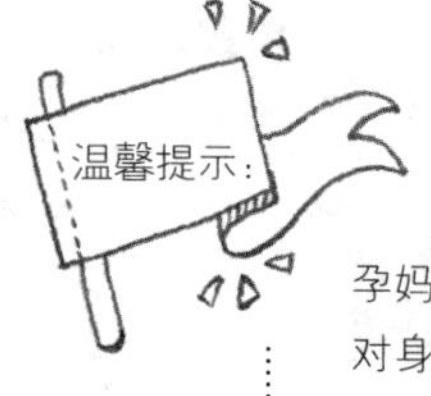

孕妈妈在生产完坐月子期间，若能坚持听音乐，对身心的恢复有巨大的帮助，可以缩短产后恢复疗程的三分之一。

产后恢复、特别推荐：莫扎特的曲目。

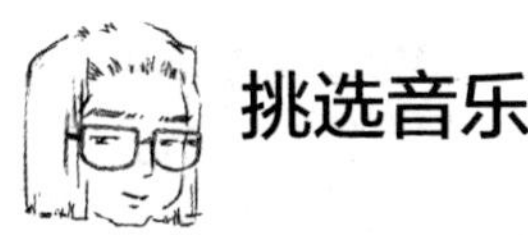

挑选音乐

我是1980年元月生人，按阳历算是80后，按阴历算是70后。

我喜欢音乐，可能和母亲是音乐教师有关，从小受此熏陶，手风琴、钢琴、小提琴、风琴、小号、二胡，对母亲来讲随手拈来，我虽耳读目染，但却一样都玩不来。

我对音乐的一些想法，大概是初中时形成的，估计和大多数人一样，一段流行歌曲反复地听，在耳朵里软磨硬泡，时间久了，一不小心就会哼出旋律来。等再隔上段时间，半年或者是一两年，我惊奇地发现，当再次响起那段熟识的曲调时，我回忆起来的绝不止是歌词和旋律，脑海中会有一幅幅的画面出现，仿佛老电影的放映机一样。而这些画面似乎正尝试着唤醒我的部分记忆，接着画面逐渐清晰，伴随着节奏似乎我的情绪也在一致地起伏，那感觉就如同这些记忆是昨天刚刚发生过的一样，但事实上，已历经数月。

我想这就是我喜欢音乐的真正原因，它能帮助我找回当初的感觉，无论这感觉是好是坏。

试想一下，假设把自己沉浸在一个充满液体的大缸里，再加个盖儿封闭起来，没有任何的光线，四周黑暗无比。此时此刻你需要跟外界沟通联系的话，首先依靠的会是什么呢？

听觉，或者只能依赖听觉。如果你是这么想的，那么你腹中的小宝宝也可能是这么想的，反正我太太是这么想的，我也是这么想的。

在她没法看见 TA 的时候，在她觉得它差不多已经能听到的时候，她就开始跟 TA 沟通了，方式就是说话和放音乐。每天饭后的那段时间，就属于她们。同时，她还会抬抬胳膊，踢踢小腿儿，或者时不时地拿脚画个圈儿。

说实话，起初这在我看来有些好笑，伴着音乐，两手扒在椅子背上，做那笨笨的又有点可爱的动作。但她很认真，一丝不苟，她会屏住呼吸力求将每个动作都做的到位，甚至在此期间拒绝与我交谈。于是我想，我得做些什么，最起码要静静地陪着她。

我帮她找了些音乐，大多是我喜欢的，但她都觉得不妥。于是我开始在网上搜罗了大堆的胎教音乐，播放给她听，配合着她的动作进行尝试，可还是不够满意。直到一天，我们摊在床上看一部连续剧的时候，舒缓悠扬的配乐响起，她扭头跟我说，差不多就是这个。

当然，任何一部连续剧或电影里的配乐都是不能用的，因为那会让你产生联想，一些镜头，一些情节，或者是你当时的感受。于是，我先搜索出那首配乐的作曲者，然后下载了一些他的其他作品，果然，最终得到了

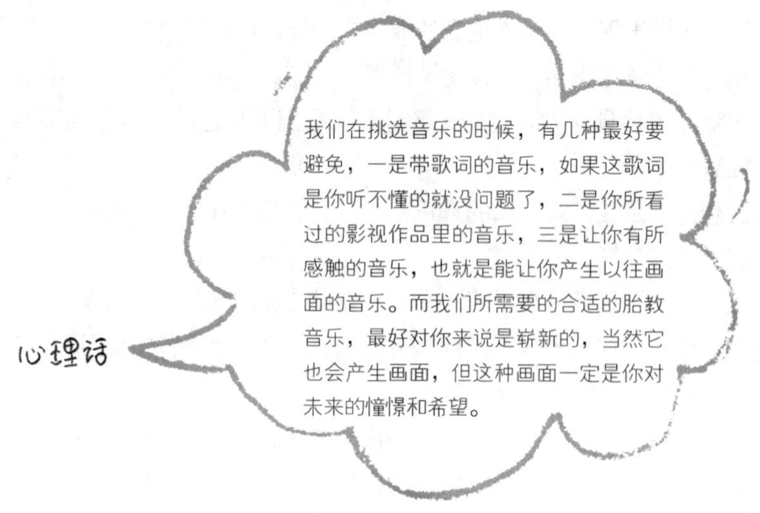

她的认同。

我无法确定，此刻的宝宝能否听到，或者TA能听到的究竟是什么，但至少能让TA妈妈身心愉悦。我猜宝宝会不会像我一样，若干年后音乐响起时，会有一段段情感的浮现。无论如何，等TA长大以后，等TA能开口准确表达自己的时候，我一定会把这段音乐再次放给TA听，问问TA还是否记得，自己当时是什么样的感受。

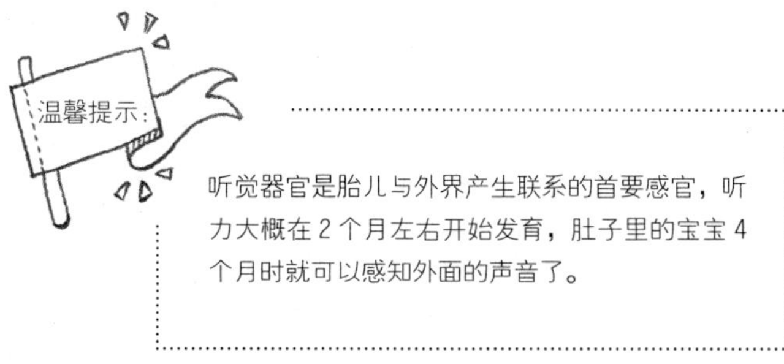

听觉器官是胎儿与外界产生联系的首要感官，听力大概在2个月左右开始发育，肚子里的宝宝4个月时就可以感知外面的声音了。

PART 9

与腹中的宝宝说话

July 28

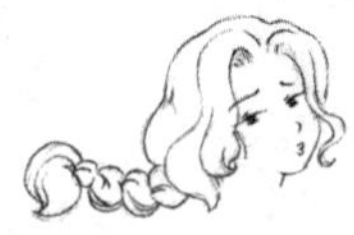

童话故事

我坐在阳台上，手里拿着自己写的书稿，开始为宝宝讲故事。书中每一个小故事，都是心理童话，内容涉及“勇敢、自信、希望”等等。虽然腹中的宝宝只有 13 周，但与孩子的沟通现在就可以开始了，这将是一个好习惯。

曾经接触过的五岁男孩乐乐的案例，对我触动很大。当时乐乐已经被医生诊断为儿童多动症。虽然开始服用药物，但仍一个症状是无法依靠药物解决的，就是他在任何场合中都会不时地发出“呱呱”叫的声音。小男孩的妈妈很着急，甚至说如果可以治好乐乐的病，让她付出生命都可以。

小孩在幼时只是模仿，显然乐乐的这种情况不是模仿成人，而是动物。

我问乐乐：“你最喜欢什么动物呢？”

乐乐不假思索地回答：“我喜欢青蛙。”

我继续问他两种最极端的情绪与情感：“青蛙在什么时候开心和伤心呢？”

乐乐说：“青蛙和爸爸妈妈在一起很开心。在晚上时找不到妈妈，找不到爸爸，找不到好朋友，很伤心。”

乐乐又开始“呱呱”地叫。妈妈一脸愁容：“这该怎么办？什么办法都用过了，还是这样！”

我说：“乐乐的治疗我做不了，这个治疗需要你来做。你不用付出生

心理话

孕期给宝宝讲述童话故事，是对宝宝早期情商的培养。你对世间万物的理解完全可以通过故事传递给孩子。安徒生童话过于悲惨，格林童话过于阴暗。这个世上有着美好也有悲惨，你理解全面了，也给宝宝指明了人生方向。

童话故事在宝宝出生后的成长期更为重要，你可以不用直接告知宝宝怎样做，童话故事里的榜样力量却已经教会了她该怎么做，你的教育得心应手，会很轻松。

童话故事是沟通的桥梁，最初是父母对故事的理解，等宝宝口语表达开始后，她也会用自己的方式进行理解。父母通过故事，可以轻松地进入孩子的内心世界。

命，只是需要付出时间就可以。”

妈妈期待地看着我说：“陪着他就可以吗？”

我肯定地回答：“从今天开始，每晚睡觉前和孩子说说话。”

妈妈一脸茫然：“这么小的孩子，我和他说什么呢？”

我说：“那就讲故事吧。孕期没有做的事情现在开始做吧。刚开始你可以讲你的感受，慢慢地再引导宝宝说出自己的感悟，沟通就这样开始了。”

人类在出生时，基因里带来的集体无意识都会对黑暗恐惧。随着年龄的增长，自我防御机制加强，人们逐渐地不再恐惧黑暗。幼儿期，如果父母在睡前可以陪伴孩子左右，讲讲故事，说说话，孩子的内心感觉到安全时，会愉悦舒适地进入睡眠，充足的安全感会很好地延续到成年。我不用了解宝宝家庭情况就已经知道，他的父母每天的忙碌，而且这个症状的开始是夏天。当乐乐感觉害怕时，只有将自己转换成窗外的青蛙，而他无法控制的叫声最终引来父母强烈的关注。这个案子最后的结果很成功，乐乐的妈妈在孩子睡觉前讲了故事一个月左右，乐乐再也没有做过“呱呱”叫的小青蛙。

而我现在为宝宝讲的每一个小故事，总有一天，会用到宝宝成长教育的每个环节。此时，只是希望宝宝能够记住妈妈的声音，那是世上最温柔细腻的话语，它将伴随宝宝一生。

我和老公准备了几本童话、儿歌，还有唐诗。将色彩艳丽、画面可爱的小书晾晒在窗台上。时不时地拿出读读，只为了面对宝宝犹如黑珍珠般的眼眸时，娓娓道来。

晚上，和老公看麦兜。麦兜里的一段桥段也和讲故事有关。

麦兜躺在床上，麦太太拿着一本书："从前，有一个小朋友不爱吃青菜，第二天，死了。"

麦兜说："妈妈，我要听哈姆雷特。"

麦太太认真地翻翻书，继续说："从前，有一个小朋友不爱听妈妈讲故事，第二天，死了。"

我笑得前俯后仰，却眼里酸涩，单亲的麦太太是那么地用心照顾麦兜，她是一个好妈妈。

温馨提示：

孕期讲故事，是为了宝宝熟悉妈妈的声音，也为了将来培养一种良好的亲子关系。此时，多数孕妈妈会抚摸肚皮对宝宝说话，最好不要讲着讲着就开始偏离："你还好吗？你怎么不动呢？你健康吗？"若你发现自己不由自主会负面暗示时，最好来讲故事咯，这是一举三得的好方法。

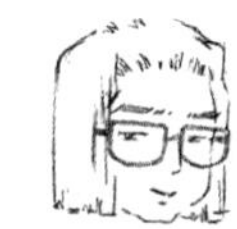

试验

这段时间，只要空闲的时候，她就会和宝宝讲话，两手还会不自觉地抚着肚皮，似乎已经很大很鼓了一样。

“怎么样，有反应吗？”虽然我知道离胎动还差点时间，但禁不住总是会这么问。

大多时候，她都不会正面地回答，只是笑笑说：“宝宝能听到的。”

“喂，你真的能听到吗？”我贴近她肚皮说。

“就算它听到了，现在也不会给你反应的呀！”

“不如我们试一试。”

“怎么试？”

这是个拍脑袋的想法，晚上，我放满一浴缸水，然后跳进去，把头整个浸在水中。

而她就站在边上，显然她很好奇，也想知道结果如何。

我浸在里面，感觉有些奇妙，曾经也做过这样的事情，只是目的和这次不同。水的浮力就像只无形的手，似乎时刻在小心翼翼地保护着我，耳朵里听到的声音很空灵，低沉的、隆隆的，还有些细微的杂音，我想那该是楼下传来的，于是我将头抬了抬，这样就能和浴缸底部保持一定的距离了。

“你可以说话了。”准备就绪后，我发出了指令。

“好，我开始说话了，你能听得到吗？你听到了吗？”

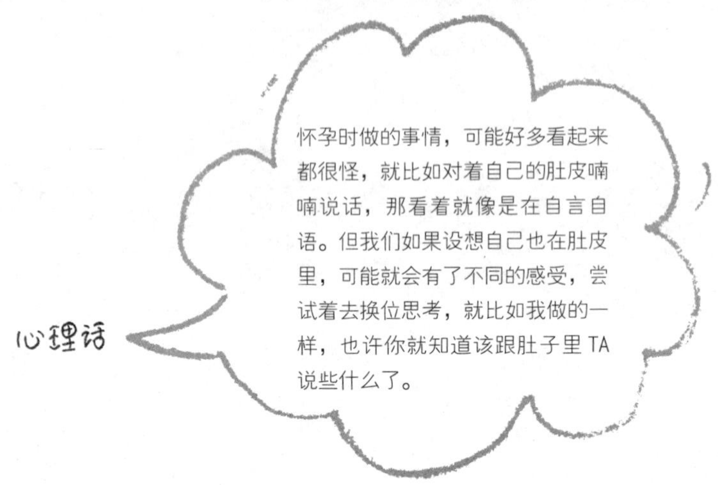

和我想象中不同的是，那声音很快就传了进来，只是有些小，可还算清晰。但我必须要强调的是，那是种非常特别的声音，遥远的就像是来自于另外一个世界，空灵的又像是一种召唤。

我想这次试验应该称不上是成功，毕竟设备有限，太过简单，或者我们根本就无法模拟母体环境，和子宫内的状态，胎盘的包裹，血液的流动，心跳等，还有那说不上是由内而外还是由外而内发出的声音，当然，我们更无法变成一个胎儿说出自己此刻的感受。但我想这意义非凡，当听到她声音的那一刻，我知道她是在和我说话，可以肯定我无法长时间的泡在水里，但我能想象在这里面待久了会是多么的孤单，一片的漆黑，周围的声音不停地反复循环着，我想，如果这个声音能再次出现，我将会很开心；我想，如果这个声音一直都出现，我就不会感到孤独；我想，如果这个声音每天都对我说话的话，我一定会永远地记住它。

“老公！你听到了没有？咋没反应呢?!”

PART 10

孕期也要美美的

August 8

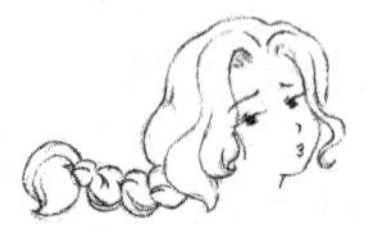

小观音

我目不转睛地盯着眼前这个小观音。她很Q，很可爱，是手机挂坠。圆嘟嘟白嫩嫩的脸蛋微笑着，头发精致地盘在头顶，还有白色的纱照着，穿着白色的衣裙。左手拿一宝瓶，右手拈一束柳枝，有着洒下无数甘露之后的慈悲感。

步爷："你喜欢吗？我给你买来挂在胸前。"

我开心地将小观音挂在衣服的纽扣上，问："好看吗？"

步爷故意说："你说观音呢？还是你？"

我撅撅嘴，拉着他走出商店。

自从到地段医院建了小卡之后，无论是外出讲课还是在工作室里做咨询，老公都紧随左右。地段医院只是简单做了血常规等检测，除了有些贫血，其他一切都好。因为没做B超，还没能确定预产期，但我还是很确定宝宝应该是明年大年初四出生。宝宝此时应该是14周了，一切都很好，早孕反应几乎没有，吃饭香、睡觉好、皮肤白白透亮。孕前我不算胖，更不是瘦子，用我妈的话说："再高一点就太高了，再矮一点就太矮了，再胖一点就太胖了，再瘦一点就太瘦了。"从没有听过这样夸人的，仔细回味却越来越心花怒放。本来有些肉肉的肚皮，又肉了一些，体重却只是轻微上升。原本瘦版的衣服，如今我再也不想穿了。

步爷说去准妈妈专卖店里买衣服，我不愿意。现在很多衣服又好看又适合孕妇穿着，我希望自己在孕期还是美美的。我在商店里充满热情地找

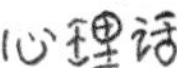

女人在孕期，皮肤、体重会有惊人的变化，无论是激素还是宝宝生长，或是心情，都需要不断给予自我信心。合体、美感的衣服不止会给孕妈妈带来舒适也会带来超强的自信。虽然我的自信不断加强，也坚持不懈为孕产后期做了多种努力，但我还是希望有上天来保佑我和孩子。小观音不仅仅是一个挂件，它还能给予我一些强大的动力，凝聚着意识到潜意识的完美统一，那就是："相信"的力量！

着心中希望的孕妇装。

步爷最终发现一套说是属于我"风格"的衣服，叫着我过来看。自从和他在一起后，我的衣服都是他选的。我相信他的眼光，就像相信自己终有一天能中百万彩票一样地痴迷。

他手里已经拿出几件了，黄色、绿色、桃红，还搭配不同的宽松的裤子。所有的衣服上都有一只或多只可爱的小熊。衣服是纯棉质地，摸在手里很舒服。老公认为这些衣服非常实用，生完孩子穿也很舒适，更重要的一点他特别强调：多可爱的小熊，和你一样。

我换来换去试了很多件，真的很好看，很舒服。选择焦虑又开始了："买哪一件呢？都好看啊！老公，你说哪个最好看？"

步爷瞅瞅我，一脸坚定："都好看！都买了！"

步爷和我虽然各自经历不同，个性差异很大。但在购物方面绝对的一致和专情。手机共用一个，拎包也永远一个，鞋子每个季节一双，搭配不同的衣服，衣服也是如此，绝不会像今天这样奢侈，一下子买这么多件。

我还在扭扭捏捏的时候，步爷："就穿上这件，舒舒服服地回家吧！"

这辈子头一次穿如此可爱的衣服，感觉很奇怪。曾经那个穿军装飒爽英姿，穿裙子优雅的小女子不见了，转身一变成为超级卡哇伊的小女生了。

步爷将小观音从原来的衣服上拿下来，认真仔细地挂在小熊衣服纽扣上："嗯，观音奶奶啊，你一定要保护好我老婆和宝宝啊！"

我站着一动不动，闻到老公身上一股淡淡的幽香，好似是头发，又好似是体香。说："老公，你好好闻啊！"

步爷一点不稀奇："孕妇的鼻子都很灵的！"

我故意问："为什么？"

老公说：动物本能，孕期的动物都会保护自己的家庭，各个方面都很敏感。鼻子的敏感可以察觉其他动物的介入。

我笑着说："那你要小心咯，我能闻到你身上其他女人的味道啊！"

步爷："我滴神啊！ 24 小时和你在一起，哪有机会啊！"

温馨提示：

孕期经常佩戴和使用的东西，在宝宝出生后都可以巧妙使用。比如，你必须离开宝宝时，可以将你的衣服放在宝宝床边，或包裹着她，这样可以增强宝宝的安全感，宝宝就会不哭不闹咯。

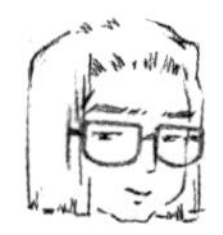

信念一我是格格爸

从便利店出来后，我发现她还在格格屋里，每次我们来公园，她都会进这家小店里晃晃，而我就去买点喝的和小零食，现在她正半蹲着身子，探着头，仔细地看着什么。

“又看上什么小玩意儿了？”她喜欢这里的小东西，这都是附近大学里的学生租下的一个个小格子，用来摆放些小商品出售，但她却很少出手。

“老公，快来看看这个，好可爱呦！”她向我挥手。

原来是一排搪胶小佛，用来吊在手机上的，为首的是如来，还有弥勒、财神、关公、观音。

“嗯，这个关公不错。”我拈在手上看了看。

“什么呀！我说的是这个小观音，可爱吧？”

“嗯，还行。”我就知道，她要说的是这个。这大概是男女之间的不同，即使我知道那个很不错，也很少会言表，或者像她那样兴奋地表现出来，我只会给些中性的评价，诸如挺好还行之类的，我也深知自己这点不太好，因为这样会很容易让她失望，她总是会说，你这个男人真无趣。但个性使然，我总是会在确定一件事物好之前，先排查下它不好的那些面，而不会轻易地下结论。故此，我又补充了一句，“别说，她跟你还挺像的，都属于微胖界人士。”

“你觉得我挂在这里怎么样？”她拿着在胸口前比了比。

“当项链有点大了。”如果一件东西她不是很喜欢的话，通常在说到这儿的时候她自己就先放弃了，有一个想法我始终执着地肯定着，女人希望男人陪她们逛街，难道只希望看到男人付钱时的爽快吗？绝对不是，我认为她们需要的是判断，这个判断的作用不是决定该买还是不该买，而是帮助她们了解，自己对这件事物的喜好程度。

“你 out 了吧！你看这儿有根链子，可以穿进扣眼儿里的。”显然她很得意自己的这个发现。

“你还真有创意！”我知道她很在乎我，但她也过于在乎我了，我想这就是她对我的一种依赖吧，通常身上不带钥匙，不带一分钱就出门。而我，很享受这种感觉，“好吧，你喜欢就挂在胸前吧！和你还真的很配！”

“你知道，我要这个小观音为什么吗？”一路上，她都很开心，时不时地拿在手上看看。

“为什么呢？”有些事情，想是一回事，但表达出来，会让你的内心更加坚定，所以我问。

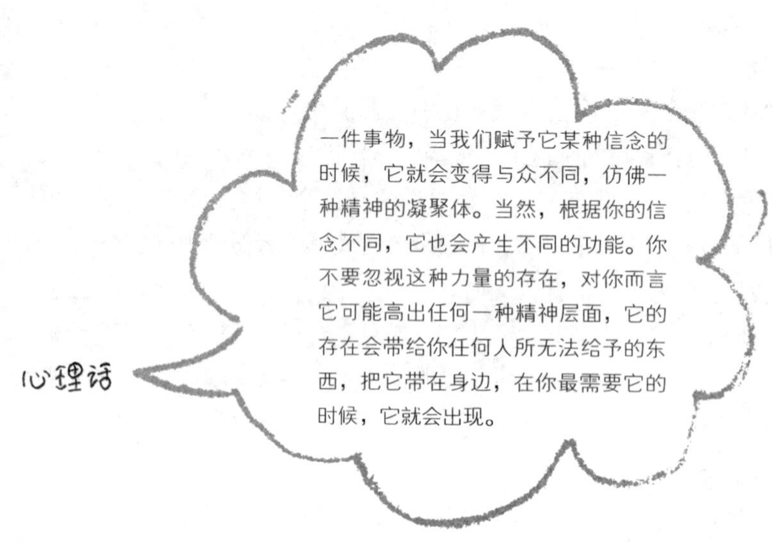

“因为它不仅仅是个挂件，她会给我一种力量，一种自信，在我看到她的时候，就已经感受到了。”她坚定地说。

她和我一样，不信仰任何一门宗教，但不同的是，她不是个无神论者，她非常的尊重每一门教派里的神明。就像我们之前去骊山拜老母一样，在她看来神的眼里，众生平等，不是说我信仰你，你才保佑我的，神会照顾每一个人。从她眼神里我能看出那种强大的信念，而我也相信，这种信念有多强，那么给予她的力量就会有多大。

PART 11

孕期旅行

August 20

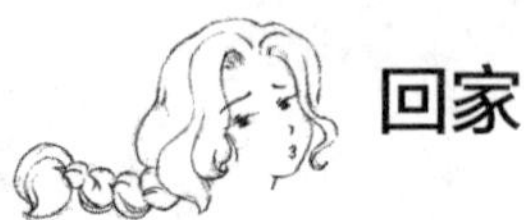

回家

这几天我格外地想家。想我妈想我爸，想吃妈妈做的面条，想吃爸爸包的饺子。我也想东北的家。我喜欢步爷的家人，公公是一个幽默、可爱的男人，总是逗得你哈哈大笑。每年回家我都极其渴望着和他打麻将，不是我好赌，只是非常迷恋牌桌上家人轻松愉悦的笑声，公公总是一脸严肃说出很多笑话，每次我都会笑出眼泪。

我和老公决定先回长春，再回咸阳，毕竟我已经怀孕15周了，宝宝已经很安全了。

回到长春，我被公公和老公撇开，隔离了。他们是我在这个世上见过的最温馨的父子之情。两人喝着小酒，吃着花生米整夜畅聊。聊工作、聊思想，思念逝去的婆婆。以前我总是陪伴他们一起谈，可这次他们不要我了。他们不愿在我面前抽烟，也不能让我劳累。虽然我不情愿地上床睡觉，但没有一会就睡着了，而且睡得很香。

所有亲戚都来家里看我，也做了很多好吃的，我更喜欢吃东北的小果子。

姑姑问："宝宝有毛噜噜吗？"

我不解地问了："什么是毛噜噜？"

姑姑再次解释后，我明白了：胎动啊！这两天有些的，轻微的像水泡泡的感觉。

当宝宝在腹中轻轻那么一动时，我立刻知道那不是肠子在蠕动，是我

心理话

孕期虽然是身心独自承受，但却极度需要家人的理解与支持。良好温馨的家庭是你与孩子关系早期模板。我相信，恩爱的父母其子女的婚姻也会非常恩爱。公公和先生的父子关系，让我更加相信，他会是一个好爸爸。如果你的家庭关系未必完美，就如我和我妈，也同样要信心，因为你怎样做才是最重要的。那就是啥事都按照你的心意做了，你的态度就要好，一定要听妈妈的话。

宝宝奏响的生命之歌。只有妈妈才能拥有的一种美妙感觉，仿佛破土的嫩芽瞬间击倒心灵。

大爷家的姑娘生了龙凤胎，累得两老白发苍苍，却笑逐颜开。我羡慕地看着两个一样大的男宝宝和女宝宝问老公："如果我是龙凤双胞胎那该多好啊。"

步爷一脸担忧："那还是让我去跳河吧。"

我哈哈大笑："如果真的生了双胞胎，你还自己养吗？"

他认真地回答："累死也得好好养啊。"

回到家，心理咨询师的工作也没有闲着。和哥哥嫂子交流婚姻心得，让两个别别扭扭的人和好如初。和侄女谈心如何获得自信，如何好好学习，我的回乡之旅非常的丰富多彩。

老公订了回陕西的机票，但要在青岛停一站。我的心情激动不已。

结婚六年，我们只有两次因为工作到北京。忙碌着录制中央电视台的节目都无暇去看看故宫和香山。这次步爷有心让我看看大海，有意在青岛停留一天。

打电话给我妈，心里有些忐忑。我妈从一开始就不同意我这样奔波，说到处乱跑会伤及孩子。还要在青岛看大海，更是不同意吧！

果然，我妈还没有听我讲完，就扔了电话："你别回来啊！你爱干啥就干啥！"

我又开始哭："老公啊，我妈不要我回去啊！又不管我啦！"

步爷一脸坚定与正义："我们还是按原计划实行，如果到咸阳，妈妈不同意我们进门，我们就住到公安局家属院对面的酒店去！"

我扑哧地笑了，开心叫："我要去看大海啦。"

公公和我谈心，我一直记得那晚他说的话："父母就是父母，一定要听父母的话。他们对了，要听！他们错了，也是你的父母，一定要尊重，也一定要听话。"

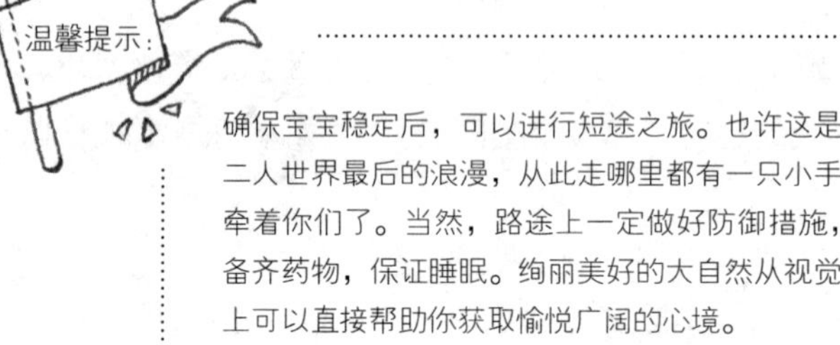

确保宝宝稳定后，可以进行短途之旅。也许这是二人世界最后的浪漫，从此走哪里都有一只小手牵着你们了。当然，路途上一定做好防御措施，备齐药物，保证睡眠。绚丽美好的大自然从视觉上可以直接帮助你获取愉悦广阔的心境。

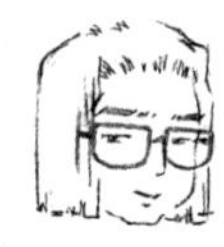

我的父亲

我是个东北人，出生在吉林长春，在那里我度过了22个年头。

我的父亲个子不高，个性细密，除此之外，就是个典型的东北男人。

小的时候，在我印象里，父亲很严厉，大大的眼睛，还有点儿外凸，瞪起来足够让任何一个小孩吓得哆嗦。而我最怕的是他不说话的时候，每次我犯错后，父亲都会给我一段时间反省，时间长短视他的生气程度而定，当然他是不会让我孤单的，两个人就这么面对面的，他坐着，我站着，直到他问我："你觉得自己下次还会这样吗？"这大概就算是最严重的了，除此之外再没别的。

到现在为止，在我的整个一生里，最不想回忆的就是大学的最后一年，那年发生了两件事，爷爷查出得了癌症、母亲突然离世。

对于后者，我们父子间谈及的很多，但也很少。那段时间，父亲会反复讲述当天发生的情形，就像出了错的电脑程序，而我只是静静地听着，很少提及自己的感受，因为我想，那只会让我们更加的难过。

直到这天晚上，我们喝了很多酒，我哭着对他说："其实在我心里，她还在，所以我会离开，因为看到这里的一切，就会想到她，我只是把她想成离我很远，远到见不了面，远到不能联络。"的确，一直以来我就是这么骗自己的，我想除此以外我再没别的更好办法，但我最想跟父亲说的是，"我非常愧疚的一点，就是我的这种想法和做法对你来讲，太过残酷。"

其实，我基本每年都会回一次家，但这个念头却一早就有，为什么我会选择这次，为什么选择那晚鼓足勇气说出来？我当时还没太多的思考。

而父亲只是继续安慰我，没有任何的责怪，他还是一如既往地支持我，就像我那时放弃出国，就像我选择离开家去遥远的上海，就像我告诉他我要结婚了，而这个人他甚至一面都没有见过。

我想问题绝不是出自他，或者是我顾忌他的感受，而让我之前产生回避这个问题的想法，问题是源于我自己。我从来就没有勇气，或者说没有力量去面对这个事实，即便我一直坚定地认为自己的内心足够强大，强大到没有什么能够摧垮，但现在看来却不值一提。

现在我已经想得很清楚了，那是经过一段时间的思考以后。我跟从前变得不同，无论是生活上还是心理上，在这差不多整整八年的时光中，我失去了一些，但我也拥有了很多。父亲对我无条件的理解、认同和鼓励，当然这些从来都有，只是我的感受越来越深刻；一个我爱的人，同时也是爱我的人的出现，而且以后一直都会在一起，至少现在看来是；还有，或者应该说是最关键的，那根触动了我勇气的撞针，就是我们的宝宝。在此

心理话

戒烟到现在，差不多半年了，抽过的人想必都能理解，什么时候最想抽？独自一个人思考的时候，就比如写作、上网；与人畅谈、激辩，或者香烟能起到促进大脑快速运转的功效，至少抽烟的人是这么想的；以及过大的情绪波动，紧张、压抑、哀伤、快乐等等，无论那情况对你来讲是好是坏；当然，还包括在别人吞云吐雾的瞬间。我并不是在为自己寻找理由和借口，我想说这次我在拿起香烟的那一刻，压根就没有想过忍耐和拒绝。

之前我根本就没有想到，这小家伙竟能带给我如此强大的力量，在此之前我只是想，我应该要它了，所以我要它了。而现在，这种感受完全不同，那是一个生命，一个完全崭新的生命，我能感受得到，它是一个开始，它也是一种延续，它是一个希望，它也是一种寄托。

走的那天，父亲开车送我们到机场，领完登机牌后，父亲说："出去抽根烟吧。"我说："好啊。"我们站在机场外面，我点着了烟，把火儿递给他。我们抽着烟，面对面站着，只是面对面站着，什么都没有说。

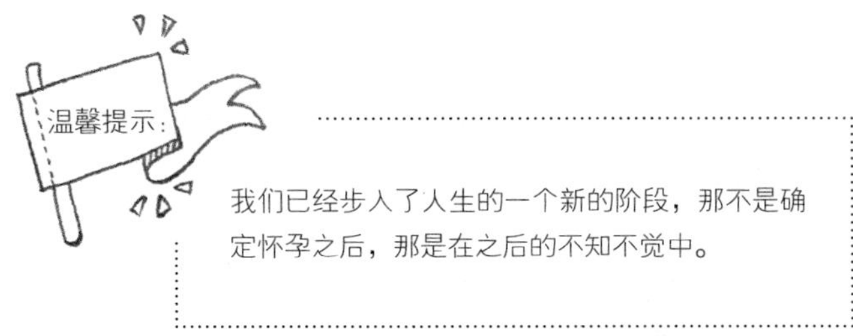

我们已经步入了人生的一个新的阶段，那不是确定怀孕之后，那是在之后的不知不觉中。

PART 12

母女情结

August 28

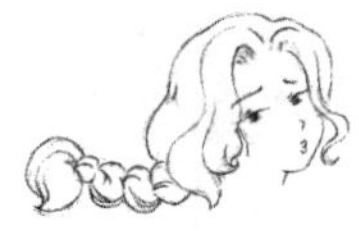

回娘家

我妈没有将我们拒之门外，我也没有凄凉地住进对面的酒店。她就是嘴硬，等我们到家时，家里早已经准备好一大桌丰盛的美食了。

昨夜，飞机落地青岛时已经十点多，我和步爷到了酒店简单收拾后就直奔大海。夜色笼罩下的大海扑朔迷离，却荡气回肠。和老公漫步在月色之下的沙滩，听着海浪一声声传来，心里有说不出的安静与美好。

第二天我们很早就爬起来又奔到大海边。从来，我都是个“珍惜”万物的人。这等浪漫的时间只有半天，我必然是好好把握。虽然大海带给我心灵和视觉的享受，但青岛的午餐却让我傻眼了。全都是海鲜啊，我也不会吃，也不敢吃。老公要了一杯清凉的青岛啤酒，吃着海鲜，欣赏美景，偶尔看看风韵的我。我盯着菜单看了很久，选了一份蛋炒饭。

我是饿了，家里的晚餐都是我爱吃的，虽然没有放一滴辣椒，尽管不是我特别渴望的味道，但我还是吃得很香。孕期，我不止改变了饮食，也改变了口味。我不想吃辛辣食物，为了防止宝宝体内过多热毒，导致湿疹发生。我不愿吃大蒜之类重口味食物，只是想宝宝有一个香香的体质，小肉肉散发着清香。无论是否科学，我愿意为了宝宝尽我所能地去改变。

我爸买了二百大洋新鲜的核桃，说是为给宝宝补脑补头发。我妈准备了好多大枣，只为了将我的血色素提高一些。我也将带的礼物送给爸爸妈妈。一家人开开心心吃了晚饭又开始聊天。聊着聊着，我再次被我妈的话语刺激到崩溃。

心理话

情绪的来源之一是基因里就带来的，所以我们要接受它。任何正面情绪与情感人类都是喜欢的、接纳的。而负面情绪的到来只是保护我们心灵的一种方式，所以我们需要认识它并接纳它。不要拒绝它，情绪自然可以帮助你找到心灵的归属。我不可否认如此在意母亲的那句话，正是由于我对她深深的情感。我也不拒绝这句话给我带来悲痛的情感，这是我发自灵魂的内疚感。那一刻，我是正常的女人，我不是心理医生，我不需要克制。当我在哭泣时，依然清醒地知道自己该怎么做，该如何去面对这挥之不去，有得有失的现实生活。那就是，人世的悲欢离合本就如花开花落，依然不能失去那份感受生命奇迹的能力，尽管带着些许悲伤。

我妈说认识了一个和我一样大的女孩，那个女孩很喜欢她，也常来家里看看，每次都带些水果礼物之类，就收她做干女儿了。

我也很开心："哦，妈妈都收干女儿了。"

我妈撇了我一眼："我有女儿和没有一样。"

我妈说这句话的表情是淡淡的，也许是玩笑，也许是事实，也许是苦涩。但我不得不承认，这句话将我一脸的笑容撕碎，将我心灵深处的内疚撕扯出来。

我有些喘不上气，眼睛里开始冒雾气，嘴角开始哆嗦。我控制自己不在妈妈面前哭，踉跄地走到厕所。压抑的泪水奔涌而出。我努力让自己不要哭出声，但怀孕后的我就是无法做到，身体开始颤抖，我只有瘫软地扶住台盆，抬头看到镜子那个伤心欲绝的自己，那个憋屈的满脸通红的女人，再也忍不住开始放声大哭。

步爷急忙跑进厕所，一把抱着我说："乖，不哭，不哭啊！"

我趴在他怀里只是呜呜地哭。

大概过了十分钟的时间，我开始深呼吸，努力地深呼吸。终于那揪心的情绪像潮水一般褪去。老公扶着我走出去，我坐在沙发上就像没有发生任何事情一样和妈妈继续聊天。虽然没有刚到家时那般欢欣无比，但一切还是宁静地度过了。

夜晚，我躺在步爷的怀里说："我妈说的是对的，我只是很内疚，很无奈。我不能陪她逛街，不能在她需要我的时候陪伴左右，我没有做到女儿该做的一切。"

虽然说这话时我也哭了，那只是轻轻流泪。

温馨提示：

孕期，经常听人们对孕妇在生气时，或哭泣时说："你怀孕了，不能生气的，不能哭"等等压抑情绪的话语。要知道压下去多少，弹起来时会更高。孕妈妈需要接纳自己负面情绪，对自己说"我可以哭，可以担心，可以生气"，再给自己十分钟左右的时间，开始做情绪调整，比如深呼吸，或者认知调整。如此的心灵释放，加之有效的情绪处理，不止可以减少情绪负面堆积，还会形成良好的情绪习惯，让你成为掌控情绪的高手。而最美妙的在于，情绪的良好习惯最终会传递给你的宝宝。

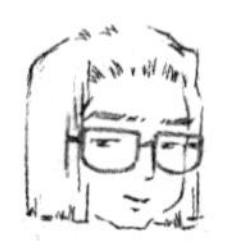

丈母娘和老婆

我不爱逛街，不爱旅游，不爱在外面吃饭，我有很多不爱在家以外的范围干的事情。对！其实，我就是有点儿懒。

这次本可以直接飞陕西的，但我偶然看到一个航班在青岛经停一天，于是主动地向她提出，她当然是欣然接受，提之前我就能想象得到她开心的样子，因为我知道，在此之前她还从未看过真正的大海。

她是个很通融的女人，用俗话讲就是好养，要求不多。一顿饭可以在大饭店吃，也可以冷馒头夹辣椒酱对付着来，一双鞋，一个皮包，只要她喜欢，用上一季两季，一年两年，只要不坏就都行。我们在上海的婚礼很简单，虽然在两个人的家乡各办了一次，但我想一回蜜月旅行总是避免不了的吧？当然她也这样认为。于是我们开始盘算，究竟去哪里，欧洲？飞行时间过长，到了还得倒时差，还没等开玩就累得半死；新马泰？太热了，再说我们都不太喜欢东南亚；云南？万一到了有高原反应怎么办？海南？我俩又不会游泳，去了干看着吗？苏杭？谁都去过，和上海也差不太多。最后，我们决定，还是动物园一日游吧，不会太累，我们又都喜欢。

我盘算着，打结婚以后，我们还没有一次真正的旅游，这回青岛之行，勉强算是充个数吧，否则接下来，她肚子再大一点，跟着是生产、坐月子、照顾宝宝，至少两三年内是再没有机会了。当然这是我的想法，或者说是我们俩的想法，但她妈妈又提出了不同的意见，她认为在此期间很危险，不希望她过多走动，甚至是回家。

你得承认，每个人心底里都有一道门，门里隐藏着一些你所不愿触碰的东西，而这些东西就像是神奇的遥控器，可控制键的功能却由不得你，一旦它被启动，就连自己都会不认识自己。好吧，我太太那道门后面藏着的，就是她们的母女关系，准确地说就是母亲的否定。毫无疑问，这次又被无情地开启了。

而我，只是向她提出了几个有助于她冷静思考的问题。你十五岁的时候，她不让你去当兵，可结果呢？在部队里临满六年就可以退休了，她不让你选择退役，可结果呢？在认识我之前，她并不希望你来上海发展，可结果呢？现在她不想你回家，不想你去青岛，但结果呢？

其实，我想说的是，只要我们觉得是正确的事情，就该努力坚定地做下去，即便父母亲人有诸多的不理解，即便多次沟通过后仍旧结果不良，我想他们的想法都该是本着对你负责的初衷，那么首先，你就该先对自己负责。

她的情绪来得快，消得也快，无需别人多说。当然，如果不是这样的话，我想我早就该动用我专业上的能力跟她好好谈谈了。

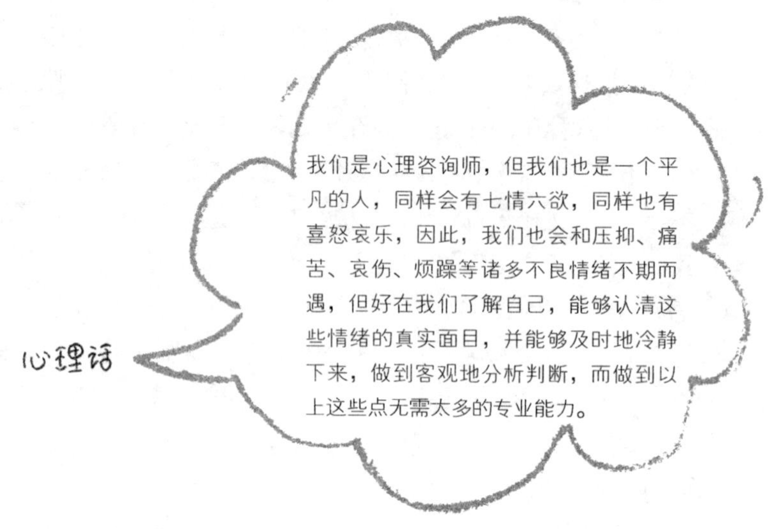

青岛之行非常愉快，即便身体有些疲惫，但广阔无边的大海，令人精神饱满异常，我想这该是宝宝头一次这么近距离地聆听浪涛的声音，我想她一定会是个好母亲，至少她会毫不吝惜对它的肯定，我想当她再踏进那片故土后，也许会发生些小波折，但我相信她能够良好应对，我想之前那些不出门的借口，真的该被早早地扼杀掉。

PART 13

孕期检查

September 8

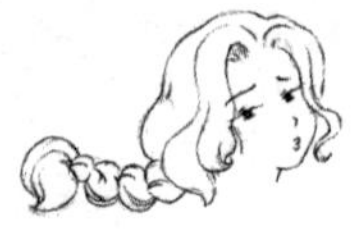

第一次孕检

今天，我要进行第一次产检。

早晨六点起床，六点半上了出租，到妇产科医院时已是七点半。这时的医院人山人海，生孩子的人可真多啊。放眼望去都是大肚子的女人，如此集中尤为壮观。

步爷排队挂号，我在填写病例。突然有人拍怕我的肩膀说："张老师，你在这里干嘛？"

我是这家医院长期邀请的孕期心理课老师，所以有很多人认识。面前的高医生是我很早以前合作过的老师。我告诉她来做孕期产检，她开心地祝福我，并好心地把我拉出浩荡的队伍说："跟我来，你是我们医院的老师，我介绍医生给你检查。"

我惊喜不已，心中窃喜："啊，不排队多好啊！"

步爷被拒之产检室门外，就我一人随着高医生进去。接出诊的周医生我也是认识，大家都好开心，说了一番话后，就让我进里面更隐私的产检室。

我躺在产床上，被一个陌生的医生摸来摸去，拿尺子量了一番，没有表情。我忍不住问她："我这样的体型，可以自己生吗？"

她笑了："当然可以"。接着她拿出特别的听诊器放在我肚子上，立刻传来马蹄一般的响声，我激动不已，傻乎乎地笑："是我宝宝的心跳吧！"

医生也笑"是的啊！很有力哦！"

心理话

产检是对准妈妈最现实的情感冲击。它所带来的情绪波动是孕期最常见的事件之一。之所以有如此强大的影响，都来源于我们对腹中宝宝的未知。当我们只能靠感觉来猜测宝宝的一举一动，这种潜伏的担忧会若隐若现，而产检就是将这种担心推向最高值。无论检测结果如何，我们能做的就是学会选择，选择“相信”，无论是选择相信科学，相信医生，还是相信自己，相信眼见为实，都会对孕期继续的努力最终确定清晰的方向，指引我们大着肚子优雅前行。

我喜悦地看着她熟练的动作，就像欣赏一幅画一般。虽然这里的一切不似传说般可怕，但心境的美好使人感觉一切都是那么美。

我拿着一堆化验单出去找步爷，然后做了简单地安排，我们很早就做完的血液检查和尿检。我又乐呵呵地跑到B超室。再次傻眼，B超室的准妈妈更多啊！在排队的过程中，和很多准妈妈聊天，我终于明白了秦医生为何要我四个月时来医院做产检了。

产检是为了让我们了解宝宝的发育情况，但也同时会带来更多的担忧。准妈妈们的产检结果并非个个完美，这难免会引起很多准妈妈的担忧。坐在后排的一位漂亮孕妇说：“每次产检，心都揪着，就怕有问题。”无论问题大小，无论是否成立，或多或少都会引起准妈妈们的无数联想，导致担心甚至害怕。

终于轮到我啦。走进暗室，眼前贴着醒目的警示：不准告知胎儿的性别。做B超的医生更是严肃，一声没有。电视上那些温柔的医生让孕妇看宝宝图像的温馨场景仿佛是个骗局，我是无福拥有了，只有乖乖配合。

B超结果看懂一个，显然告知我宝宝只有一个，不是双胞胎，步爷不用跳河啦。还有一个是：单脐动脉。这是什么情况?

周医生拿着B超看了一会，给我确定了预产期，和我计算的一样。又说，等其他报告出来后再说。

我紧张地问：“单脐动脉是什么意思呢?”

周医生却很轻松："一般来说，胎儿的动脉有两根，你的宝宝只有一根。最好做唐氏筛查和羊水穿刺之后再说。"

我有些发蒙地走到步爷面前，将结果告诉了他。他笑得很灿烂，问："如果宝宝有问题，你还要生吗？"

我坚定地摇摇头：我才不相信宝宝有问题呢！我的状态多好啊！

步爷上前搂着我："这就对啦！你要相信自己啊！"

这晚，睡觉前继续放松训练，不知不觉已经睡去。突然，我发现卧室的墙上被人挖了一个洞，有一只手伸出来抓我，本能立刻拿起身边的枕头向那只手砸过去，喊着："走开，走开！"

步爷抱着挣扎的我说："冷静冷静，这是做梦啊！"

我清醒了，却出了一身冷汗。

步爷："别担心，没有人会伤害你和我们的孩子。"

产检结果确实带来了阴影，梦境真实地告知我潜意识的担忧。而我需要更勇敢的等到五天后唐氏筛查结果。我对着深夜来访的大风雨说："来吧！让暴风雨来得更猛烈一些吧！"

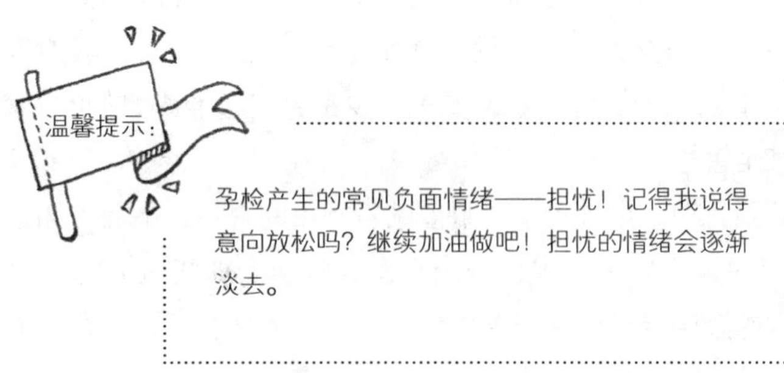

孕检产生的常见负面情绪——担忧！记得我说得意向放松吗？继续加油做吧！担忧的情绪会逐渐淡去。

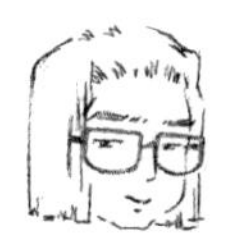

陪老婆孕检

我是个害怕医院的人，从前有点小毛病，我总是一拖再拖，能耗就耗，但这次恐怕要长时间地跟这里打交道了。

孕检我不懂，以前也没仔细查过，不知道要检的是什么，但我知道我们得先选个医院。

从陕西回来大概是孕十七周，我们早商量过，医院离家近的就好，万一到时候堵车，晚个十分半小时的那可就差别大了。

于是我先打了个电话，看是不是需要提前预约时间，结果遭到了无情拒绝，那家医院说，你们建大卡的时间晚了，我们这里只收十六周以内的孕妇。

但是没人告诉我们需要多早建大卡的啊？我脑子有点儿蒙，难道只差一周也不行吗？这段时间，经常会留意跟生孩子有关的新闻，说某某地区孕妇没有建大卡，到了临盆的时候就没有医院接收。当时我还在想，如果突发什么事故来不及到建大卡的医院的话，那我进其他的产院他们难道会不给生吗？现在听到对方坚定的口气后，我想或许真的有这可能。我再三追问原因，对方只是说床位紧张。

好吧，我承认当时有点怕了，万一全市区的医院都这么说，难不成我们还要跑市外生去不成。带着万分愧疚的心，我把这个消息告诉了她，因为我一厢情愿地认为，本区的产院就该接待本区的孕妇，就像小孩上学一样，我知道这责任全都在我。

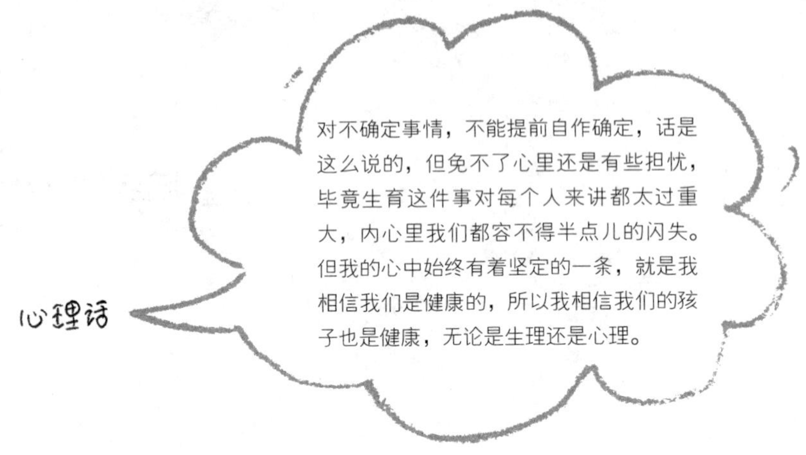

她起先也有些惊讶，但随后决定，问问她讲课的那家医院，毕竟那是市级的，再不行的话，就只好哪接哪生了。

好在事情没有我想象的那么糟，这家妇婴医院对怀孕时间没有任何的要求。

而第一次产检发生的事情，也大大出乎了我的意料。

进到医院后还没来得及瞧瞧环境，眼睛里就被人给堆满了，而且得小心谨慎，因为她们大都是需要你小心避让的。排完挂号的队，再排面检的队，跟着又扎进化验的队伍，当我们手拿排号单前往 B 超室的时候，我看了下表，十一点半，整整一个上午。我扭过头问她："你觉得我们是来干什么的？我觉得我们就是来排队的。"她呵呵一笑："毕竟现在是生育的高峰期嘛！"

等看到 B 超室门口的那折了几折的浩大队伍时，她就笑不出来了。

半个小时后排在我们前面的很多人都离开了，队伍也慢慢地越来越短，我窃喜，这已经是最后一项了，今天产检结束顶多也不过一上午的时间。但之后一位护士小姐的话让我的心即刻就踏实了下来，她冲出门口朝着队伍大喊："该吃饭就去吃饭吧！下午继续。"哦，我终于知道走了的那些人都去干嘛了。

如她所说，饭后继续，我们一边排队，一边还在憧憬着：今天就能看到宝宝了！

但她走出B超室的那一刻，我发现，她脸色发白。

“怎么样？看到宝宝没？”我问。

她没回答，只是低头看着手里的检验单，我想如果是双胞胎的话，她该不是这种反应。

“上面写的什么？有什么不对吗？”我侧着头看，“疑似单脐动脉——什么意思？”

回家的路上，我一直都在安慰她，当然也在安慰自己，“疑似，就是说不确定喽，对不确定的事情过分担心，就会产生焦虑。”“科学都没确定的东西，咱可不能先去确定。”“你问我？我觉得不太可能。”“这产检还真是个力气活，晚上想吃啥？我给你做。”“你还有劲儿吗？要不咱下车逛逛。”

她比我想象的冷静，反而我说得太多，显得有些不够冷静。

晚上，她做了个梦，有些可怕的梦，我抓着她的手说：“不怕，不怕。”

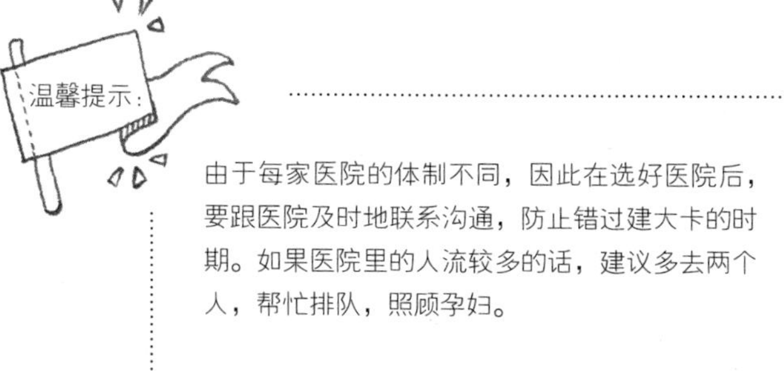

由于每家医院的体制不同，因此在选好医院后，要跟医院及时地联系沟通，防止错过建大卡的时期。如果医院里的人流较多的话，建议多去两个人，帮忙排队，照顾孕妇。

PART 14

孕期尴尬问题

September 15

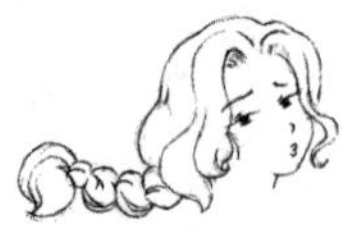

孕检结果

2009年并不是我事业的高峰期，却是我最忙的一年。无论是成人案例，还是青少年都在这年开始集中来到。

今天的案例从早上九点就准时开始了。孕前，只要对方愿意继续谈，我可以放弃吃饭。但现在我不行了，到了饭点肚子就开始咕咕叫。

吃完午饭继续做咨询，外面的接待厅还等着一个女人，看来今天的咨询要到五点了。

对面的女人说着自己的症状，认真倾听着的我好似背后一阵冷飕飕的凉风吹过。当年军校里面对尸体的各种状态都未曾有过这么真实的寒意，却在对方描述后起了一身的鸡皮疙瘩。女人的强迫症已经多年，让自己痛苦不堪。每天重复地想着日本人刺杀孕妇的画面，或者是血染的婴儿，各种鲜血淋淋的场面。我告诉女人强迫思维的含义，并做详细的心理分析，她为何会用最终极的痛苦和最终极的快感解决内心的冲突、自责、惩罚之类。说着说着，我的肚子感觉有些不舒服，本想着忍一忍，却觉得两眼发黑。

我不能再忍了，鼓足勇气对女人说："我们先暂停一下，好吗？我有些头晕。"

女人惊慌地问："楚涵，你怎么啦？我能做什么呢？"

咨询室里还有一房间，那里有一张贵妃床。我说："你扶我躺在里面的沙发上吧。"

心理话

孕期真的不同于平日。如果只是为己，坚强、拼命、压抑、忍耐都会有好的结果。但在孕期，却会大大不同。也许女人在事业中可谓敬业和强者，但怀孕后，却需要放松一些。也许所有事情都可以一笑而过，但有些事情却必须面对。就如我强忍着不去厕所，无法逃避着面对检查结果。孕期的女人，可以对自己的完美要求稍稍调整一下，照顾好宝宝，也是照顾好自己。

女人跑出去对步爷说了些什么，他立刻冲进来。晕的要闭上眼睛时，我看到这个男人苍白的脸和紧张的眼神，还好能听见他说话：“楚涵，楚涵，哪里不舒服，我们去医院?”

我躺着缓了一会，又站起来说：“我去厕所！”

从厕所出来，我又恢复以前生龙活虎的样子。看见步爷，我有些羞涩，他笑话我说：“没搞错啊！原来是憋得晕过去啦。”

我嘿嘿地笑，接着继续工作。

下午四点半，今天的工作结束。我一身轻松地走出办公室，看着九月的艳阳天感觉很舒服。

我问步爷：“今儿都第五天了，结果怎么还没有出来呢?”

老公哼哼哈哈半天，最后说了实话：“昨天就出来了，唐氏筛查阳性，医院叫你去做羊水穿刺。我一直都在想该怎么告诉你。”

说实话，这个结果在我预料之中。虽然我已经具备强大的内心力量来面对结果，但还是忍不住眼泪唰唰地往下掉。我站在大马路上，坚定地说：“我不做羊水穿刺！我不相信宝宝有问题。”

步爷：“我支持你！走，哥带你去吃鱼火锅！”

我笑着说：“不吃辣椒。”

这天的傍晚，小女孩茉莉就被父母送我家了。这是我们咨询室特有的青少年心理化教育项目。小女孩有三天的时间和我们在一起，期间设计系统的心理咨询和辅导，还有建设性的活动，比如看电影、书画展。每个细节都是精心安排，具有特殊意义。

茱莉不喜欢看电视，总是拿着手机玩。但和我们在一起，手机总算是放下了。她可以认真地听我们讲一些关于心灵的东西。当我们说到她与母亲关系时，她的情绪很暴躁，语气非常的冷漠。其中的一句话让我震惊："谁让她生我了，也不问问我愿意不愿意。"

我问："那你知道妈妈怎么想的呢？"

茱莉斜眼回答："我管她怎么想的，懒得问。"

我说："我怀孕了，现在宝宝只有四个月。今天检查说宝宝有些问题，我多想征求她的建议，问她是否愿意来到这个世上。但是她还如此的小，只有我为她做出选择。我爱宝宝，无论她怎样，就像你的妈妈爱你一样。"

茱莉沉默很久说："希望你生个儿子。别像我和我妈一样！"

温馨提示：

准妈妈在看到检查结果时，可以先上网查一些资料。那些积极有效的经验之谈可以驱散一些沉重。当然，孕期内容不至于所有积极，如何看待负面的消息，就在于内心的那份坚定是否摇摆。虽然检查结果是告知一些可能，但最终选择的还是在于我们自己。如何去选择，就看你的内心需求了。比如羊水穿刺会让准妈妈安心，或者如我一样不做也安心。相信医生，相信自己同样可以满足内心需求。

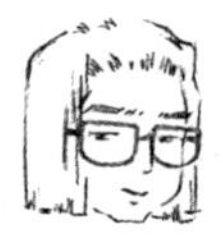

一次突发事件

从2003年咨询室开业至今，我们已经接待了很多的咨询，但印象最深刻却是今天这回，因为出现状况的不是来访者，而是她。

昨天下午，我接到医院打来的电话，通知我们这两天去取化验报告，我问结果如何，对方说，她的结果较常值偏高了一些，属阳性，考虑她年龄偏大，建议进行羊水穿刺做进一步确定。阳，象征着光明、温暖，代表着男性，在股票市场中就是上涨，可到了医疗领域它就变得一无是处。说实话，我从没像现在这样讨厌这个字。

我没有把这个结果立刻告诉她，我想这事关重大，我需要先消化一下这件事情对我的影响，或者是自己得先有个相对客观的判断，然后再听取她的意见，下最后的决定。

整个下午我都有些慌乱，自从认识她后，我还没对她隐瞒过任何的事情，直到搜索出相关的信息后，我的心情才略有些平静了。

因为我很快地就做出了判断，那是基于两个概率的衡量。

所谓的常值，指的是唐氏儿的可能性，具体是1/700，换算一下就是0.14%。

而进行羊水穿刺也不是万无一失，在抽取羊水的过程中，可能会导致流产，概率是0.1%，另外其准确性是98%，也就是说，做完羊水穿刺，也还是无法百分百地放心。

我想，本着对患者负责的原则，医院一定是建议做的，但至于做与不

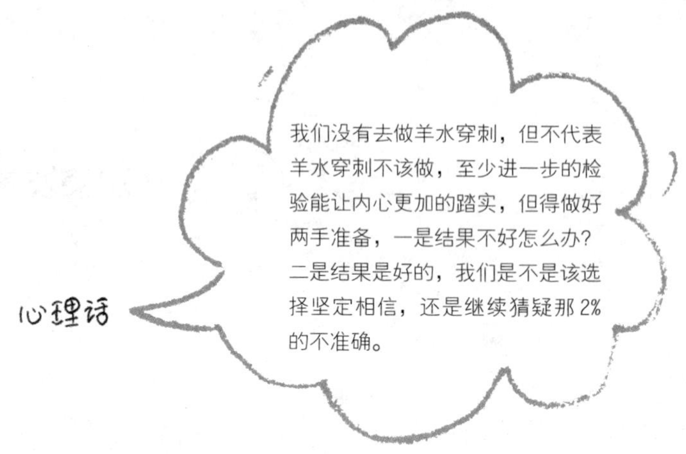

做还是需要自己去衡量，做和不做的风险也都是要我们自己来承担的。

所以我的决定就是：不做！因为两者的风险概率相差无几，除非我看到的检查结果偏离过大。

我头一次遇到这样的咨询，来访者突然从咨询室里跑出来，一脸慌张地对我说："您快进去看看吧，张老师好像很不舒服。"

当我进去的时候，她正躺在咨询床上，紧咬嘴唇，脸色苍白。

"没事吧？老婆，现在有什么感受？"我无所适从地问。

她没有回答，我看到她的嘴唇已经变得煞白，她伸出一只手，我立刻紧紧地握住。

"需要我做些什么吗？需要叫救护车吗？"我想她曾经是医生，对自己的判断应该比我更准确，而另一只手里，我已经拿好了手机，时刻准备着。

"等等，再等等。"她终于开口，但气若游丝。

我就这样半蹲在她身边守着，我明显地感到一颗汗珠正从我脸边滑过。

"厕所，我想去厕所。"

"啊？"我有点懵了，什么意思？！肚子痛？不会是那个吧？

从卫生间出来的她，打消了我的任何疑虑，就如同什么事都没发生过一样。从此，我知道了，润肠通便对于孕妇而言是何等的重要。

咨询结束后，我告诉了她唐氏筛查的结果。她说这结果是她意料之中，但也哭得很伤心，她说她不会做羊水穿刺。

我也说出了我的想法，同时也算是对她的一种安慰，虽然我们的理由各异，但决定不谋而合。

吃鱼火锅的时候，我问她有没有想过，如果我们做了羊水穿刺，真的中了那千分之几的概率，该怎么办？

她让我赶紧呸掉，跟着反问我会怎么办？

我说我想我还是会要的。

她坚定地说她也是。

那一刻开始，我更加确定，这件事对我们已经没有多大影响了。

PART 15

孕期必须面对的事

October 5

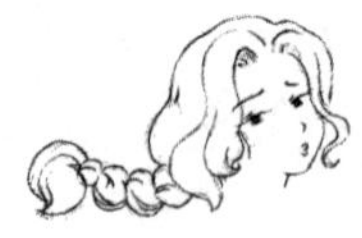

医生不喜欢我

我被周医生转到高危门诊，接我的还是位姓周的医生，我也认识。早先看过她写的文章，也知道她事业成功，在妇产界有较高的名气。

我没有按照医院通知于第二天就到医院做羊水穿刺，而是等到该来产检的这天。周医生看着我的病例，摸摸腹部的大小，又开出一大堆的化验单，这次检查血糖。我知道自己早错过了唐氏筛查的最佳时间，也许是故意的，也许压根就没有想做这个小手术。可周医生并不这样认为，她把我说了一通，强调着说："一定要按时产检"。我笑着答应。

周医生说："把你转到特殊门诊吧。"

我说："不要了，我就跟着你。"

周医生说："那你做羊水穿刺！"

心里早无数遍演习过此场景："我不想做这个。"

周医生字字铿锵："你知道吗？宝宝有可能畸形、愚型、先天性心脏病、神经性疾病、营养不良……"

我重复说着，语气委婉："我知道，但我不想做。"

周医生又说一遍，这次声音有所提高："你知道宝宝有可能畸形、愚型、患有心脏病……"

我还是坚持不做，直到她说第三遍时，我问："如果是怎么办呢？"

周医生说："那就跟踪检查啦！"

我嘿嘿地笑着："我就在您这里跟踪检查吧。"

心理话

当知道检测结果那一刻，我就想好了该怎么做。虽然我在医生眼里是多么不讨人喜欢的孕妇，但在我的心里却非常认同自己所为。医生不会替我们做选择，但若自己都没有方向，医生的每句善意的关怀都会造成孕妇的焦虑与不安。而对宝宝健康的担忧，从隐隐若现到此时却是最后一次，我想得很透彻，也很明白，我更理解什么叫“后果自负”，我能承担得起生命里的任何意外，我做好了全部准备。

周医生眼看我如此坚定，又说：“那好！既然你都知道，在这里签字。”

我始终都保持灿烂的微笑：“好的。”

拿起笔来，按照周医生所述一字字写到病例上：我知道宝宝有可能是畸形、愚型、心脏病、神经性系统疾病……一切后果自负。有可能发生的疾病一个没有落下，全写上了。

周医生说：“签上你的名字，真没有见过像你这样难搞的孕妇。”

再次拿过病例签上自己的名字，就算是最后的那句话听着有些刺耳，我也还是笑着。我能理解医生是多么不容易，有着保护孕妇与胎儿的职责，也需要保护好自己。尤其在现在医患关系如此紧张之时。

这次因为不做B超，我们产检的速度比第一次要快很多。心里无比舒坦，站在医院的大马路上要老公买好吃的。

步爷端详我很久，认真地问：“楚涵，周医生对你说那么多，你是怎么想的呢？”

我认真地回答他：“老公啊！我的状态你知道，非常的好，对吗？”

步爷："嗯！怎样呢？"

我："所以，我不相信如此体贴妈妈的宝宝是有问题的。你看我皮肤比孕前还好，你看我吃饭香得会发出啧啧的声音，睡觉是多么香甜，就算是半夜上厕所也丝毫不影响。好吧，就算我几百个孩子里面，不巧这个就是有问题的，我认了！"

说这话时，面前有一片树叶在空中旋转，我盯着它缓缓地，优美地落地，却开始流眼泪。

我接着说出了自己的内心："如果这个孩子是畸形，或者疾病，我也不能让你和你们家人失望，我可以和你离婚，自己带大孩子。你可以再找一个老婆，再生一个健康的孩子。好吗？"

老公搂着我，笑得合不拢嘴："老婆，你好伟大啊！你放心，傻子我也养！"

睡觉前，对着镜子照半天。问："老公，我好看吗？"

步爷眼皮都没抬一下："好看！"

我上床掰着他，脸对脸说："你好好看看！昨天夜里，梦见你不喜欢我，和一个美女眉来眼去的。"

步爷一脸认真："有这种事？怎么我不知道呢？"

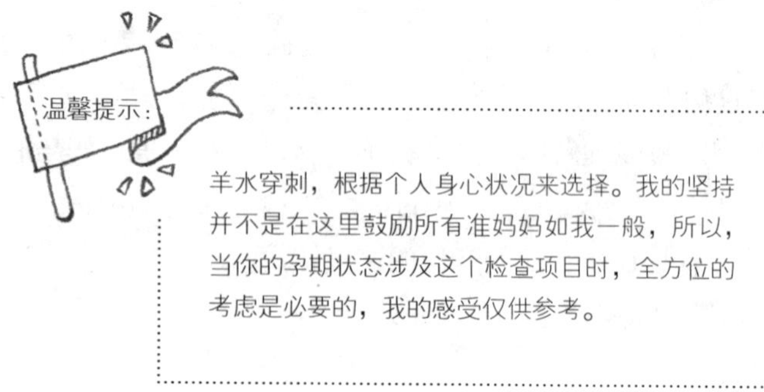

羊水穿刺，根据个人身心状况来选择。我的坚持并不是在这里鼓励所有准妈妈如我一般，所以，当你的孕期状态涉及这个检查项目时，全方位的考虑是必要的，我的感受仅供参考。

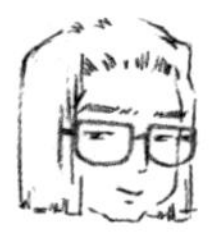

不守“纪律”的夫妻

即便之前已经做好了决定，而且是我们两个的共同决定，但再次来到医院门口的时候，我仍旧有点忐忑。

原本该是几天后来取结果，并进行羊水穿刺，但我们硬是拖到半个多月后，而目的也发生了性质上的改变，因为产检的时间到了，跟着取结果就变成了一项附带的程序。

我向来就是这样的一个人，不喜约束，无组织无纪律性，可能这个特点在我小的时候还没有发现，直到上了大学后，才爆发得淋漓尽致。毕业以后也没有按照要求在规定的时间内寻找工作，只是待在家里不停地思考，差不多有了决定，才作为一个过了期的应届毕业生提着两箱书跑来了上海。而她呢，15 岁就开始当兵，一切生活习惯，乃至思维，都是准时准点的，所以，这半个月里，有个问题我总是反复地提给自己，这次是不是我把她带下了水？

“如果医生要求你做，你会不会动摇？”站在医院门口的一棵梧桐树下，我问她。

“医生一定会让我做的，说不定还得批我一顿，但你放心，我也曾经是在部队医院的，无论他们怎么说，我都会坚定的。”

“这个我相信，只不过我在想，你会不会是受了一些我的影响。”其实我想说的影响指的很多，她是一个很有主见的女人，但她还是会因为我的想法放弃一些所愿意做的事情，你得承认，人与人之间不可能完全地一致。

她想了想："可能我们意见不一致的时候，我会受你的影响，但这次我们想法相同，我觉得我想得很清楚。"

"或许是我想多了，或者这事对我们来讲太过重要了，所以我在确定自己的时候，也得确定你的想法。"

"那么，你真的确定了吗？"她反问我。

"我很确定。但我还是有点焦虑，我觉得这次你跟我一样，都没按套路出招。"绕了一圈，我总算是把我要说的重点讲出来了。

"那么，你想想我为什么会在别人还在念高中的时候就去当兵了？为什么差四年就能拿到部队退休金了，却跑到了上海来？"

她的回答让我始料未及，我发现自己一直都在遵循着固有的思维模式，医生就该是爱干净的，军人就得是守纪律的，似乎我感到她开始有些不同，似乎跟我想象中的她又有些相似。

于是，接下来的事情就变得简单了，起码在我看来是。

如她所料，医生把她狠狠地说了一通，我能看出她的坚定，因为她很开心，她在陈述那名医生跟她说的话时，就像是一个因为恶作剧被老师叫去罚站回来的小学生。

至于那份化验结果，在我看来没有意外，一面笑呵呵地答应护士小姐的善意要求，一面拉着她的手，径直走出了医院的门口。

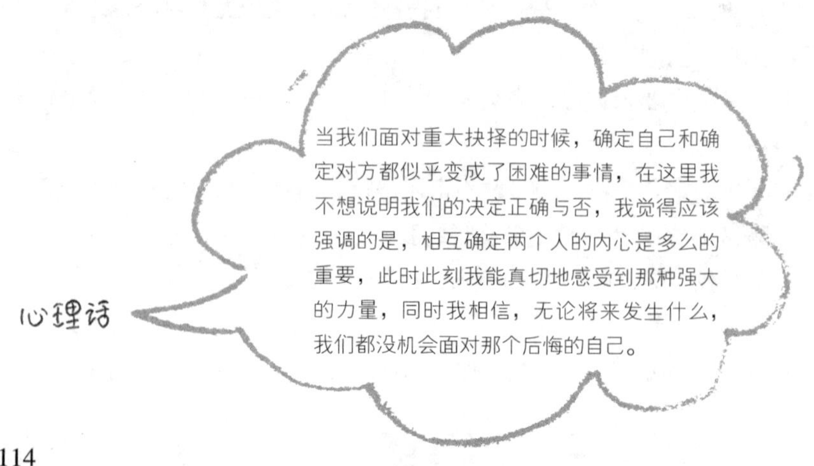

PART 16

孕期的身心改变

October 14

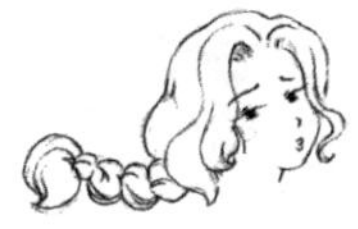

36 岁生日

昨晚，我像交代遗言一般对步爷说了很多话。过了 12 点就是本人 36 岁的生日，我选择在这一天，不止享受快乐，也交代了自以为伟大的安排。

我对步爷说："如果生孩子中出现任何意外，记得保孩子。"

步爷回答："保你！"

我说："如果我死了，记得在家里种满牡丹花。"有一夜，梦见自己死去后，成为了院子里的一株牡丹。也许自己是牡丹仙子转世，也许是我在这个世上最完美的归属方式，无论如何，我都希望自己万一大出血或者发生意外时，爱人用此方式来怀念我。

步爷不满地叫："你能变成好养一点的吗？比如仙人掌。"

脑海里那一片婀娜多姿的牡丹丛，突然变成一堆堆仙人掌，我乐得嘎嘎笑。

我说："如果我不在了，找一个好女人来照顾你。可谁能像我如此爱你啊！！！真不放心啊！"

我不放过任何一个细节："银行密码你都知道啊！啊？等等，我怎么一个密码都不记得呢？"

"如果用遗照的话，选我的军装照啊。"

步爷抱着我一顿捶打："张楚涵，你够了啊！"

"哦，你叫我大名？你生气了啊！"

心理话

不是我没事找事说一些丧气话，交代什么遗言。我只是用一种轻松愉悦的方式面对有可能发生的不幸。人生总是会在你一帆风顺时给你沉痛的打击，也许你早有准备，也许压根没有想过，但与己相关的人们却依然坚强地活着。我需要告知爱人，我的心思、我的想法，那是对生命难以舍弃的一种眷恋，它丝毫不影响着我骄傲、幸福地活着，而是对所有一切的珍惜。心灵深处，只有直击最深刻最现实的问题，才会有那么执着的动力和毅力面对生活中的风风雨雨。如果这些都能笑着面对，我若幸运地活着时还有什么不能面对的呢?

步爷："你还睡不睡觉！好吧，你还有什么交代的?"

我想了想又说："你能不再娶吗？我很矛盾的，想有一个女人照顾你，又嫉妒地发疯。"

步爷："那你会再嫁吗?"

此时的谈话好像认真很多，我说："不嫁！有过刻骨铭心的爱情之后，其他都是浮云。"

步爷说："不娶。"

这晚睡得很香。到了夜里12点时，听到他在耳边说：生日快乐。

早晨醒来，只见步爷端着牛奶面包说："吃早餐啊。"

这天，我将自己打扮得很漂亮，步爷给我一百元红包，今天也就只做一小时咨询。很多年了，我坚持自己在生日这天努力保持好的状态。传说：生日这天，你和谁在一起，以后的一年都会在一起。你打扮的美丽，这一年都光彩动人。你若得一笔小小红包，一年都会财源滚滚。你若心情好好，这一年都万事如意。嗯，我愿意为了"传说"做一些快乐有趣的事情。

晚饭回家吃的。怀孕后，步爷一直坚持为我做饭，都快成专业大厨了。本来香香地吃着吃着，突然停住了。

他问：“哎呦，怎么不吃啦？”

我略带一丝哭腔说：“你看到我吃饭的样子吗？好贪婪。你看到我坐在沙发上的体态吗？两腿开始习惯性地打开了。”

步爷一脸坏笑：你的变化何止这点啊？晚上睡觉开始打呼噜了，走路像个小企鹅，很好玩，超级可爱。

我又开始吃：“真的吗？你喜欢我这样子啊！”

他一边往嘴里塞食物，一边说：“喜欢。”

我叹口气说：“又梦到你不喜欢我。我如此自信的人，都开始动摇了。”

虽然意识中的我还是那样的自信和充满活力，但潜意识中的我对身心的变化还是很敏感，所以当第二次梦到老公不喜欢我时，为了确定以及肯定我还是那么迷人，我用了 N 种方式多方面探知他的内心，答案也相当满意。但最重要的是，自信不止是他人的肯定，也来自于我自己。

我又开始抚摸肚皮，问宝宝：“你吃饱了吗？好吃吗？爸爸做的饭好香，对吗？”

肚皮里似乎有一只小鱼在轻轻游动，欣喜得我对着步爷喊：“看看，宝宝有反应哦。”

36 岁的生日非常的快乐，很特别！虽然略带那么一丝的伤感。

温馨提示：

孕期，准妈妈身形渐渐发生变化。也许不如从前婀娜多姿，也不如往日身轻如燕。但却散发着一种特殊时期的特殊美。欣赏孕期的自己，加强孕期的自信，对准妈妈而言会减少一些婚姻里的不安全感。不要忘记时刻的夸赞自己哦！

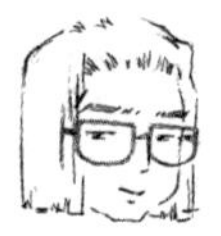

你不是一个人在战斗

今天是她的生日，当你忙起来的时候，偶尔就会忘记些重要日子，比如某个人的生日、某某纪念日，虽说我的记性不怎么太好，但却从未忘记过跟她有关的日子，可不是我有什么窍门绝招，只不过因为这由不得我。

她就是这样的一个人，一有什么好事，巴不得第一时间跟人分享，而这个时间呢，是越早越好，就比如生日这件事，差不多有提前两周吧，她就憋不住地开始问我："老公啊，你记不记得这个月有什么事啊？"

我呢，当然秉承一贯的作风，"有什么事啊？"

"就是十几天后啦！"我就知道，我不先说，她还会继续地提醒。

"哦？"我故作思索，然后开始掰着手指头，"十号，做咨询，十一号，讲课，十二号、咨询，十三、十四应该是写书，十五号，还是咨询……"

"那这个月是几月呀？"通常到这一步的时候，她都会自己憋不住地笑出来，这次也不例外。

经她这样善意的提醒，我想再没脑子的人也不会忘记，而至于是我主动记起来的，还是被提示出来的，她却从不考究，我知道，她只是希望在那天能收到我为她准备的"独特"礼物。

这礼物说来不难，但拿得出手也绝非简单，这礼物花钱买不到，可用了心思就能完成，这礼物看得见，却摸不着。

13 号的夜晚，也差不多到了她的临界点，当然除了主动的提示外，她还问了一些稀奇古怪的问题，嘻哈说笑之时，我能体会得到她的那份担心，和对于未来生产的恐惧，同时我也在预想着那天可能发生的事情，我有些沉重。

早上9点，我坐在了电脑前，今天没有继续写书，而是打开了一个空白的页面，没来得及想太多，指头就不由自主地敲了下去：

我在阳光映衬的薄雾中醒来，
甘甜的露水伴着畅快的呼吸；
我在蟋鸣和波动的月影中睡去，
谷中的野风召唤生命的渴望。
我曾听夜莺黄雀在吟唱：
“这是个缤纷幻化的世界，
春的嫩绿，夏的奔放，秋的橙黄，冬的安详。”
但那究竟是怎样？
我常仔细分辨蚂蚁与仓鼠的琐碎脚步，
我只想问：
你们为何会这么繁忙？
黑漆的四周叫人恐惧，
而我知道，
那是时刻滋润着我的肥沃土壤。
恍惚中，
一个熟悉的声音对我讲：
“你将是一朵小花，
平凡的不能再平凡的小花，
但你却是山野中最洁白的那一支，
最快乐的那一朵！”
那我到底是谁？

又或者，

一朵小花那会是什么？

“也许你是我，

我是你，

因为你是我，

我是你……”

结：此篇小文写给我的宝宝，那个正孕育着我们的宝宝的宝宝，你的幸福的笑脸让它美丽，你的甜蜜如诗般的话语叫它喜悦，你嘤嘤的哼唱将会伴着它茁壮。记得，你并不孤单，因为你是我，我是你……

而这，就是我送给她的36岁生日礼物。

心理话

针对生产时的风险，我想女人应该比男人思虑得更多，因为她们是真正的风险承担者，而这个风险对任何人来讲都太大了，大到可能以生命为代价。那么，男人又能做些什么呢？眼睁睁地看着她们的身体一天天地走形，眼睁睁地站在产房门外焦虑不安。我想，男人能做的不仅仅是物资上的给予，因为那和生命比起来实在微不足道；我想，男人能做的更该是精神和心理上的关怀，如果没有，那现在、马上就去做，要让她能真切地感受到，在这片没有硝烟战场上，她不是一个人在战斗。

PART 17

起名与性别

October 25

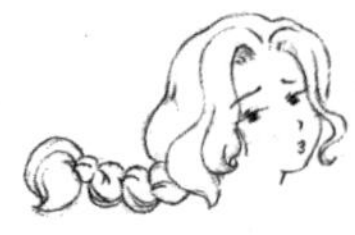

给宝宝起名字

我认真地翻着书，《易经》、《姓名学》、《康熙辞典》一大堆用于取名的书摊在桌子上。从来我都是“仙仙”，说直白点就是神婆的一类人。有着超强的预知能力，做梦十有八九都会应验。有着美好的感染力，跟着我的人都会吉祥如意。好朋友都称呼我为：神仙姐姐。步爷说我是紫衣仙女，治病救人，他也是其中之一。除了对心理学书籍的热爱和投入外，就是算命的书了，很容易看懂，也愿意研究，重要的是这类书和心理学有关的。

本来我是希望找一个起名字的大师来给宝宝取名的。但是步爷坚决反对，甚至说我是“迷信的家伙”。几乎把我惹急到要掉眼泪时才说：你自己不是很热衷这些吗？你给宝宝取名多好啊！妈妈取的名字才能真正地保护宝宝啊。

想想也是啊，于是破涕为笑，马上进入研究状态中。

不是我迷信，而是我多么希望能给予宝宝所有，但还有一些是我不能给的，于是寄予上天保佑。我无法预知宝宝将来的人生，但却清楚地知道凡人必经之路。不管“名字”是否能为宝宝的人生趋吉避凶，哪怕就是一丁点的帮助，我都愿意为之去努力，何况正面暗示的力量是那么的强烈。

中国汉字多如繁星，以为会看花眼，却不知是那么容易就找到了。起名字时，姓与名搭配起来要好看、好听、好记、好寓意，还要顾及七七八八的忌讳，还要满足于上对父母好、下对子女好的格局，最终用

心理话

虽说宝宝的性别对我毫无影响，但对于有些准妈妈来说，宝宝的性别会引发一些情绪上的问题。在我接过的孕期案例里，有过不幸童年的准妈妈对女孩是那么的恐惧。无论男宝宝还是女宝宝都会牵涉到亲情、期望，甚至早年情结，这些都需要积极的认识和化解。如此，我们会减少一些已成定局的焦虑与悲伤，欣然地接受生命中已经到来的那份美丽。

于宝宝属相的汉字没剩几个了。这时又有些担心，如果都不满意可怎么办呢？

我不知道宝宝是男孩还是女孩，但必须要准备两个性别的名字。男孩要跟着步氏家族族谱走，所以中间的那个字绝对不能变。“法”“同”，单看怎么都不喜欢。女孩就不用这样坚守啦，范围就大多了。

再说说老公的姓，很稀少啊——步步惊心的“步”。搞笑的时候就说：不好！不法××！不同×！但还是超喜欢老公的姓，一种登高望远的气魄，还透着一种豪迈。

最后的搭配结果却给我大大惊喜，有一个名字是我非常喜欢的，是女孩的名字“步千竹”。但我又喜欢儿子，纠结地问步爷：“男孩就别跟族谱走了吧？”

他一脸坚定：“不行！”

我说：“那就是‘步法儒’，怎么就像出家的高僧呢？‘步同轩’，怎么和香港特别行政区的长官名字那么像呢？”

步爷说：“别做梦了啊！就定这两个。”

我喜欢小孩，无论是男孩还是女孩。别人问我喜欢男孩还是女孩时，我总说都好。但最终发现自己的无意识透着真实本意。当有人看着我的肚子说：“嗯！是女孩！”往往这时我会笑着说：“呵呵，好！”。当人们说：“嗯，是男孩！”这时的我笑声会突然提高一个声调：“哦？是吗？呵呵呵呵。”原来我还是希望自己生一个大胖儿子，只愿那个儿子长得像我，男版的张楚涵会是什么样呢？是不是很英俊呢？

步爷总是会把我的得意和妄想毁得一塌糊涂：“我喜欢女孩，也觉得你怀的就是女孩。你看看，自从怀孕咱家的花就一直就这么开着，还隔三差五地买鲜花回来。你的衣服颜色都是桃红的，嫩的挤出水来。你的皮肤那么好，那是雌激素的分泌影响的。”“给宝宝取个小名，说女孩就是‘格格’，男孩就是‘哥哥’，我看就是一个小格格。”

虽然有那么一丁点失落，但我依然开心拍手：“女孩也好！‘步千竹’，寓意走进一片绿色的竹林。”

没事翻看相片时，突然发现一个现象，急忙叫步爷：你看我们的照片，背后都是一片竹林啊！

步爷认真，仔细地看了很久，说：我说得没错，一定是女孩！

宝宝取名时间用了三天，对宝宝的性别猜想却一直悬疑到生的那天。我甚至将鞋子扔到空中问老天爷，鞋子掉下来时，是一正一反，我摇着步爷的手臂说：男孩，男孩！“步同轩”啊！

温馨提示：

孕期最好给宝宝起一个小名称呼。早早地叫着TA的名字，宝宝会很熟悉妈妈的声音，也知道是妈妈对自己的呼唤哦。所有经历过的妈妈都有过的惊喜的感受，为宝宝取个可爱的小名，是给宝宝的一份特殊生命礼物。

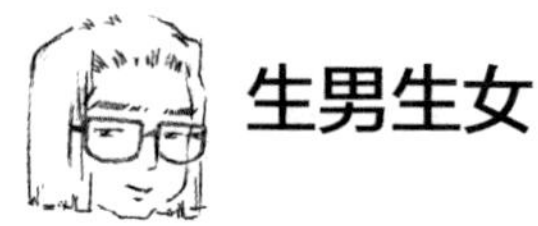

生男生女

我有一个幸福的家庭，我也有一个快乐的家族，在几年前我和她结婚的那天，我爸把它骄傲地称为“步氏家族”。

可关于“步氏家族”的血脉延续，到我这里就出现了重大的问题。

我爷爷的同辈只有个姐姐，我的爸爸除了姐姐还有个哥哥，也就是我大伯，我大伯母当年号称长了一张生儿子的富贵脸，经他们的不懈努力，在我之前先是个表姐诞生了，之后又多个小表妹。于是，一副重任便无形地加在了我的身上。

但我的家人却从来不提这事，即便在我们结婚后，即便在我们怀孕时。只是我的表哥，也就是我姑姑的孩子，听说我们准备怀孕，辛苦地搞来了一张生男孩的秘方，但由于各种原因并没有用上；只是上次回家喝酒的时候，她问我爸，你希望是男孩还是女孩呢？而从父亲的回答中，我能够明显地感受到他的心思。

那么我自己呢？时不时地也会思考这个问题，原因不是身兼延续家族血脉的重任，而是总有个声音在耳边不停地提醒：“老公，你想要男孩，还是女孩？”“老公，你猜我肚子里的是男孩还是女孩？”

针对前一个问题，还好回答，我会实话实说，“也许我的家人希望是男孩，但如果排除家人的想法，我觉得自己更喜欢女孩。”跟着，我们的想法就有了分歧，因为她更偏向于男孩，她会傻笑着说：“我真的很想知道，男版的张楚涵究竟是什么样？”而我也会说：“我也想瞧瞧女版的步

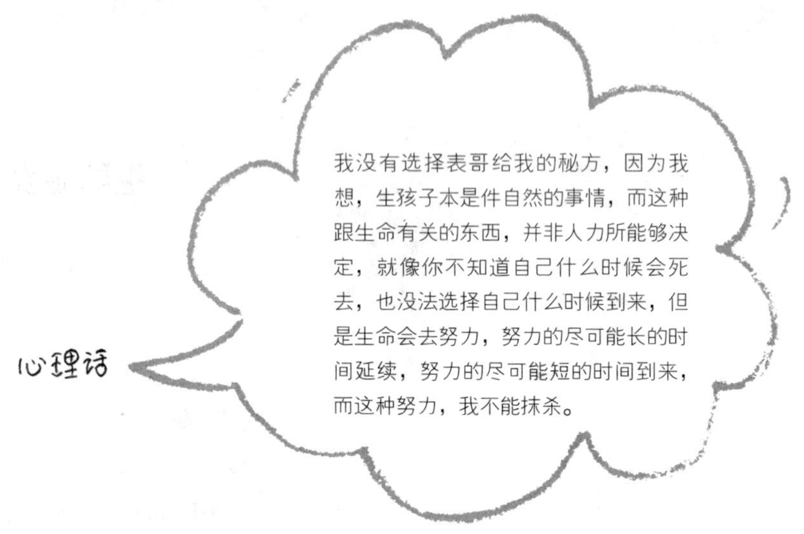

宪庭呀！”当然，有时我们还会继续地针锋相对，“得了吧，要是真有个女版的你，每天给我提一大堆的问题，说话转八十个圈，我还不得头大死。”“是啊，要是有个男版的你，咱家以后看电影的时候，恐怕得多准备一份纸巾了。”

那么针对后一个问题，问多了恐怕早晚会让一个理性的人崩溃，因为在我看来，那根本就没法猜。但总算我还有应对的办法，“您不是号称小半仙儿嘛，你自己不去推导一下？”她还真的把这话当了回事儿，手拿拖鞋朝地上一扔，跟着激动地一顿乱舞。

虽说她的这项嗜好平常不过用来娱乐，但有时也有一定的实用价值，就比如起名字。起初，她希望找个专业人士来取，但被我一票否决，我的想法就是，名字是一种寓意，也是一种家人的希望和寄托，如果让一个没干系的人去取，无论结果满意与否，那终究不能代表我们自己。接着，我给了她一个建议，你每天蹲在厕所里捧着的那本《周易》，现在该派上用场了。

经过我们的详细商议，最终产生了两个结果：女孩叫千竹，男孩叫同轩。于是，两个人就坐在那里，傻呵呵地默念着：“千竹格格，千竹格格，同轩哥哥，同轩哥哥……”

温馨提示：

宝宝的名字需要提前取好，并准备男女各一个，因为产后一两天内就需要填写出生证明，而出生证明上的名字，也就是将来户口本上名字，为了避免不必要的麻烦，所以请各位准父母提早进行。

PART 18

准爸爸的陪伴很重要

November 5

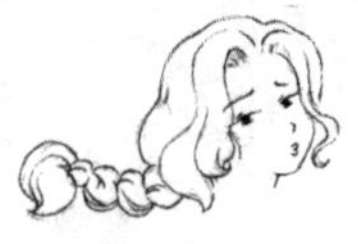

爸爸讲故事

我躺在床上，露着鼓鼓的肚皮。步爷一边隔着肚皮抚摸他的孩子，一边说着有的没的一些话。

“宝宝，你很乖哦！”

“宝宝，爸爸妈妈都爱你哦！”

我问：“还能说点别的吗？”

步爷：“是你想听还是宝宝想听？”

嗯，仔细想想应该是我想听老公说话。此时的宝宝已经26周了，虽然**TA**听不懂爸爸妈妈在说什么，但却熟悉我们声音，那是给她安全感和抚慰的最好方式。

无论是从心理学中父亲在宝宝孕育期和成长期起到的关键作用，还是我亲身感受，都在告知我们一件重要的事情，父亲的角色建立不是孩子出生后开始，而是从孕期就需要了。

我的父亲曾经是军人，在母亲孕育哥哥和我时都远在他乡。母亲几乎是一人独自生产，那时真的很艰苦。当他转业回家成为一名警察时，我却被部队特招入伍了。在很长的岁月中，我几乎与父亲没有怎么相处过，只有每年的探亲时间才能看到他。我对父亲是畏惧的、尊敬的，但却是远远地站着。

部队里的战友虽说如流水一般替换，但有了交情的却永远惦记。我在军队里的好友早早就结婚生子，大部分都是双军人。我见过没有丈夫在身

心理话

临床上看过太多因父亲在孩子成长期的缺失而引发的各种心理问题，也接触过独自孕育的准妈妈产生的情绪低落，所以非常重视孕期的父爱胎教。怀孕是夫妻关系的一次重新磨合，也是未来婚姻生活的起点。若此时能全情投人，不止为将来良好的亲子关系奠定基础，也会对夫妻情感有所帮助。在喃喃的细语声中，妻子会感觉舒适和安详，那份最稳定美好的情绪本就来自于丈夫的关注和重视。

边的无助却坚强的妻子，也看到过没有父亲陪伴的孩子。当所有的一切转换为情结却被我清理之后，我知道自己最想要的爱情与婚姻：希望有一个人永远能够在我身边。

愿望很简单，实现起来有些沧桑感，直到我三十岁时遇到我家“先生”。本想找一个只要早晚能看到的爱人就可以，却意外地得了一个 24 小时相守在一起的人，他还是做心理研究的。更重要的是，孕期里所有涉及

温馨提示：

爸爸每天对宝宝说话，也是最好的亲子音乐哦！让 TA 熟悉你的声音，熟悉你的情感，宝宝出生后会给你一个大大的惊喜哦！最佳的亲子关系不是出生后再来建立，而是此时开始。良好的亲子氛围是一种美好的情感习惯，自自然然、舒舒服服地进人宝宝的内心中，宝宝可获得强大的安全感，成长期必然拥有坚强、勇敢、毅力等美好的品质。

父亲和丈夫之处，老公都是积极，耐心地参与。不用我提醒，不用我费口舌，更不用我担心，他做到了所有。

每天，步爷都会对着我的肚皮和宝宝说上一阵，然后用手抚摸着“它”。老公喜欢给宝宝唱歌，我就安静地听着。偶尔会谢天谢地，也会欣喜而泣，而这样的温馨甜蜜的画面就此一直会延续下去。

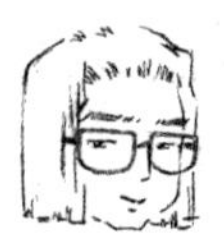

三个准爸爸——我是格格爸

在我太太怀孕的期间，我两个好友的老婆也正在产前备战中。这天，三个男人约好，打算找个地方聚聚。

我们很少会分开，哪怕只是几小时，我们没有请保姆，也没有家人过来帮忙，所以在出门前，我又免不了的一顿唠叨："自己在家千万要小心。""我要回来晚的话，你就别洗澡了，万一滑倒就麻烦了。""有什么事记得给我打电话。""如果出门，记得带钱、带钥匙。"

这常常会引起她的一些不满，"在你眼里，我就是个小孩。""在你眼里，我感觉自己就是个傻得不能再傻的人。"其实，我也觉得自己有时候说话有点多，可不说呢，多少又有点不放心，毕竟从前她的确出现过不拿钥匙，不带钱就出门的情况。

"哇！今天你老婆怎么没一起来？"其中的一个朋友问。

这的确有些稀奇，因为在他们看来，我们两口子无论到哪儿都跟连体婴儿似的。

"晚上赶稿子，明天还要讲课，就没过来。"

吃饭时，一哥们偶然说起，他出门前还正在拖地着，他老婆大概八九个月的样子，肚子已经不小了，而另一个哥们跟我们的情况差不多。于是，怀孕生孩子就成了三个男人接下来的话题。

"感觉生活有什么变化吗？"我问他们。

"还好了。""没多大的变化。"正常男人都会这么回答。

“没有吗？至少有些事她们不方便做了，就比如拖地。”在这个时候，你的问题需要细化，要知道男人对于兴趣爱好，工作事业可以知无不言，但面对家庭情感则能简就简。

“基本多半的时间都在外面出差，家里老人在看着，回去也不需要我做什么。”其中一个说。

“哎，能帮点就帮点吧，平常再加个班，回家就剩吃饭睡觉了，整天累得跟狗似的，也不知道都在忙啥？！”拖地的那位这样说。

“我可是觉得变化挺大的，我这时间点儿基本到哪儿碰到的是一堆老头老太太，我感觉自己的生活已经步入了老龄化。”这是我的结论。

“我是没心没肺，他是有心无力，你是自由自在。”“是啊，还是兄弟你幸福啊！”他们两个的结论有点出乎我的意料，我想这应该不是客气或恭维的说辞，而是出自内心。

“但你可以少出些差，你也可以选择不去加班。”

“说实话，在家没几天，我就想去出来，待不住啊。”“公司文化，不加班你就不是个好员工，想混好，晚点跑。”

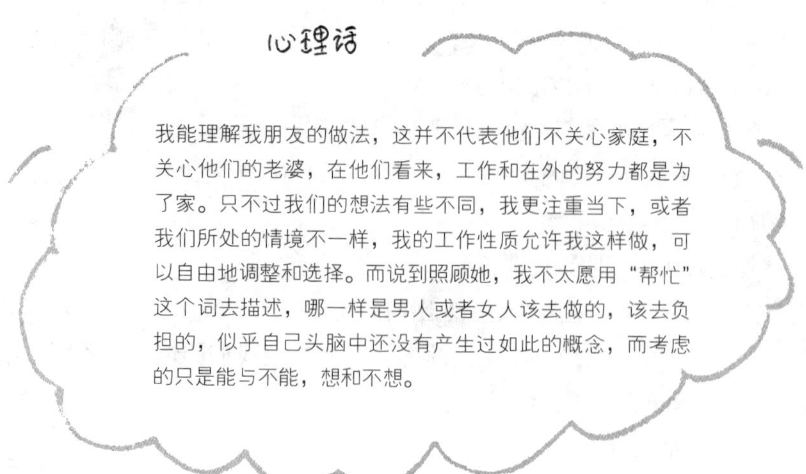

我能理解我朋友的做法，这并不代表他们不关心家庭，不关心他们的老婆，在他们看来，工作和在外的努力都是为了家。只不过我们的想法有些不同，我更注重当下，或者我们所处的情境不一样，我的工作性质允许我这样做，可以自由地调整和选择。而说到照顾她，我不太愿用“帮忙”这个词去描述，哪一样是男人或者女人该去做的，该去负担的，似乎自己头脑中还没有产生过如此的概念，而考虑的只是能与不能，想和不想。

至此，谈话再没法深入，男人就是这样，喜欢保持一定的距离，无论关系有多么的亲密，一旦涉及家庭隐私就会点到为止。

我更愿意把他们的想法归结为习惯，一种生活工作的习惯，或者说他们的事业心更强于我。而我曾经有段时间也在思考，我记得一个故事，富翁在海滩边遇到流浪汉，富翁嘲笑他不知进取，流浪汉反问："那你整天忙碌，又为了什么？"富翁回答："为了将来能享受自由自在的生活。"流浪汉呵呵一笑："我不正过着你向往的生活吗？"虽然流浪汉的说法过于极端，但他的想法却向我们提出了一个问题，工作事业的终点是否是自在的生活？为了事业是否需要放弃或忽略眼前的生活？我的答案是否定的，相反，在准备怀孕前，就已经做好了充分的准备，我会放弃一年甚至更多的时间来渡过这个关键的时期，或者说在时间冲突的时候，我会首先选择照顾我的家庭，当然这也是我们两个人一致的想法。

这天我喝了不少酒，晕晕乎乎地回到家就睡了，一早醒来时，她正张大眼睛看着我，"你还记得你昨晚回来做了些什么？"跟着开始咯咯咯地傻笑，"你趴在我肚子上，一直不停地讲故事。"

PART 19

孕期的情绪发泄

November 10

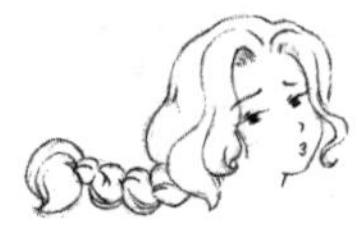

愤怒的准妈妈

我站在大马路上，看着步爷的笑脸，心里说不出的愤怒，终于挺着大肚子冲到他面前就是一顿捶打。

上午完成工作后，步爷建议给我买双旅游鞋，说是又舒服又保暖。十一月的上海气候还是不错，桂花依然开着，一阵阵的香气袭来如若梦里一般。但这等美好的季节会在月末进入寒冷的冬季，老公想为我过冬时做些准备。

我从未穿过旅游鞋，或者说是休闲鞋。可是怀孕后最佳的鞋子应该是此类的，虽然心里不是很喜欢，但还是开心的同步爷上街买鞋子。

孕中期是准妈妈们最舒服的阶段了。我的整个精神状态可谓良好，体力也好得惊人。上街购物这等好事，我自然是欢呼雀跃，一点都不累。在不断挑选的鞋子的过程中，我乐此不疲，一双双尝试，不断走走看看，但还是不满意。步爷说：女人就是那么麻烦。听到这话，我心里很不开心。于是一声不吭地走出商场，他和我说话，我也不理他。

两人沉默一会，他又开始问我：为什么不高兴啊！

我开始发作，声音很大：鞋子是我穿的，我怎么就麻烦了。

步爷又开始说我，至于说些什么我不甚记得，但牢牢地记住他说的一句：别跟泼妇一样的。

这句话点燃了我心中的愤怒，我开始哇哇大叫：我怎么就是泼妇呢？我何曾麻烦过你吗？我已经很好了，很懂事，很能干，很坚强，很勇敢，

心理话

自以为是文化人，这辈子都没想过会动手打人，但我确实在孕28周时疯狂了一把。孕期，体内的激素很容易将情绪拉扯得上上下下，细腻敏感的个性在孕期会更加多愁善感。原本骄傲的情绪控制能力，在遇到敏感问题时会转瞬而逝。曾经隐忍的矛盾隐患也很容易放大或者被轻易揪出来。这些身心的改变，不止需要孕妈妈自己理解，也需要爱人及家人的理解。所有的孕妈妈都希望拥有完美的孕期生活，但各种因素会不时地搅乱心绪，自我的接纳和及时地调整，再加上爱人的理解和鼓励，那么所有不愉快的场景都将转变成美丽的玩笑，值得我们终身回味。

很……

在这种环境下夸赞自己虽然不是时机，但却透着我无尽的委屈。本想自己状态如此良好，没有让老公操心劳累，自己又想的做的非常周全，但却被他一句话全给否定了。

步爷倒是极力地辩解着，我却一个字也听不进去，站在马路上气的得直哼哼。看着他坏笑着，我更是抓狂，最后索性上去打他。

这是我们结婚六年来，本人最不理智的一次，居然可以动手了。以前，如果我们遇到问题，就会问自己：你爱他吗？答案肯定是爱。接着问自己：爱，就要包容，好好谈谈。往往这时就可以冷静。今天，我根本就没想做这样的情绪解决，只想来个痛快！这种场景曾在部队宣传队时出现过，那时未婚的我扮演一个孕妇也是如此激动去打军人的老公，谁知十几年后在我身上应验了。

步爷摁住我说：“你爱我吗？”

我愣了几秒："现在不爱！"

他又让我打了无数下，还问："累不累啊？"

此时的我精力旺盛，宝宝仿佛给我加油一般，我的拳头更有力了。

路边有人看着我们，却都在笑。我终于停下来，扶着肚子站在马路上喘气。

步爷："回家吧！"

我点点头，牵着他的手慢慢往家走。

步爷："你刚才的样子太好玩了。像一只愤怒的企鹅，扎着膀子抡拳头。"

听到老公这话，我却哭了。他急忙问："哎呦，怎么哭了呢？"

我说："谢谢你老公，我如此任性，你还是这么好脾气安慰我。"

步爷："理解理解！"

步爷给我做了好吃的晚餐，又在精致的卡片上画了一幅画，画中一只企鹅头戴一朵小花，体态圆滚，架势一看就是在瞪着大眼睛在打架。

这就是我在大马路上的样子，有些恍惚，这是我吗？应该不是吧？！

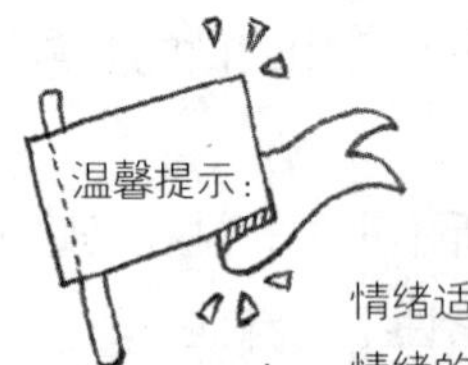

情绪适当的释放虽然很必须，但不能经常。高端情绪的释放最佳时间为十分钟左右，之后就需要做一些稳定情绪的方式。比如深呼吸，比如与爱人握手或拥抱。如此，情绪会慢慢缓解下来，不会积累于内心，也不会影响到小宝宝。

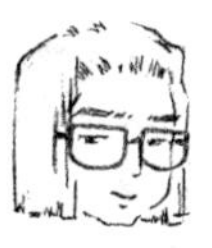

无法阻挡的荷尔蒙

吃过午饭后，她很开心，拉着我的手摇来摇去，说要去买鞋子，而这是我早就给她的建议，因为应对那一天天隆起的腹部，早预备几双平底鞋是十分必要的。

就在这段时间里，我已经发现了她的一些微妙变化，不止是肚皮大了，坐着吃饭或走路的时候，两只脚会不自觉地向外撇，用她的话说，感觉自己这回才像个真正的孕妇了。如果在此之前你从未怀孕过，我想你会很难想象面对镜子看到自己大着的肚子时，会是怎样一种惊讶的表情。而我却深有体会，只不过是从旁观者的角度，每天看着她站在称上量体重，每天看着一个长方体慢慢地转变成一个圆柱体，我很自豪，不夸张地讲，她的每一口食物都是经我之手，于是她经常会产生这样的想法："你不是在照顾我，你更像是在养猪。"

作为一个心理学工作者，除了对她身体上的关注外，我也会留意她心理上的变化。而这是一个相对身体来讲更加复杂的课题，我不能把自己当成一个咨询师，我更愿意把自己归属为当事人，因为面对她，我的太太，我的爱人，我无法做到职业上的客观。

准确地说，从她怀孕那时，我就已经开始关注了。在我看来，一个人在无法抑制他身体变化的同时，那么心理上也多少会有些失控。你不能否认，对于每一名孕妇而言，生理上都会发生重大的改变，突如其来的负荷，新陈代谢的改变，激素的增减，甚至是骨骼肌肉的变化等等。那么心理呢？就算你提早已做好万分的准备迎接这一切，就算你满怀喜悦地等

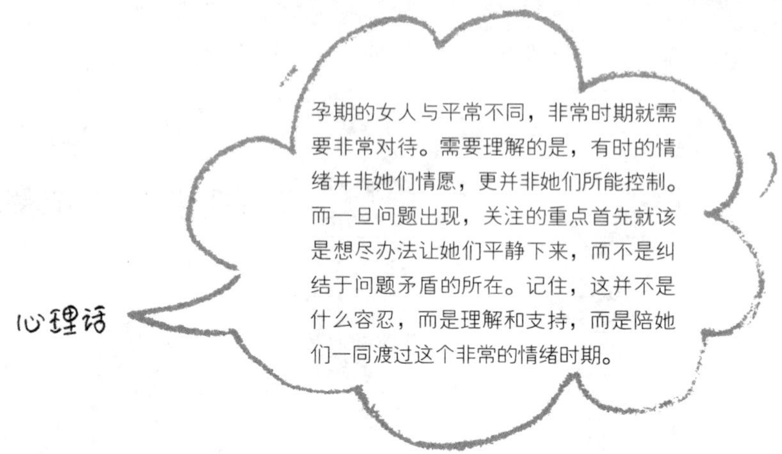

待着宝宝的降临，但荷尔蒙仍旧会按照它亘古不变的路线在你体内无声无息地调整，而这可由不得我们自己。它就像是天空中数以万计的活跃电子团，一旦条件成熟，打雷闪电过后，就是一场情绪的暴风骤雨。

我不太愿意用忍耐这种方式去化解这场暴风骤雨，因为那样会压抑了自己，压抑了自己，就会影响到对方。我更觉得自己是在进行一种尝试性的适应，面对突然的变化，你需要做出即时的反应，充分的心理准备是必要的前提，更多的则是随机应变的临场反应。

我想我的这些准备没有白费，就在她攥着小拳头朝我后背砸下来的那一刻；我觉得这一刻来得还是有点突然，我甚至还没有搞清楚自己是如何把她惹恼的；我感叹自然的伟大，荷尔蒙的力量能让一个向来温柔的女人瞬间对我动粗；我想我必须得做些什么，不是阻止她在马路上的乱舞，而是让她平静下来。

但当我回头看的时候，我却只想笑，圆鼓高耸的肚皮遮住了腿的大半部分，只露出两只向外撇着的小脚丫，系不上扣子的黑羽绒服，被寒风吹得在小腿后面飘荡，一张愤怒的圆润的脸，再加上一对还在空中挥舞着的胖胳膊，活脱就是一只南极冰川上的愤怒企鹅。

“打得还真起劲，小心累着，休息下吧！”我建议。

而继续抡起的拳头，就是她的回答。

直到她扶着肚子，气喘吁吁地站着不动。

“回家吧！”我拉着她的手，“等吃完饭，你有了力气，继续再打。”

PART 20

孕期夫妻情感

December 25

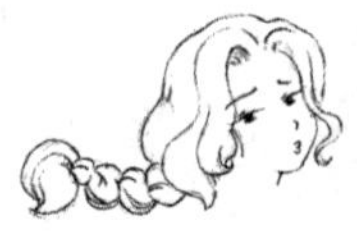

牵着我的手

我翻看着手里可爱的婴儿衣服，左手是粉色，右手是蓝色。

我们在圣诞节这天为腹中小宝宝准备了好多小礼物。这之前，我们陆陆续续地准备了很多备产东西。可爱的小床、柔软的小被子、四五个奶瓶。一直供稿的孕期杂志《孕味》也给我快递了礼物。她们每年都会送一些小礼物给我，只是今年特别的不同，都是为孕产期准备的。从早些时候的钙片、大枣、桂圆，到现在一应俱全的待产包和宝宝洗澡护肤一套产品。待产包里有收腹带、乳垫、护垫、一次性的大床单，真是体贴又周到。

眼看着自己手里预备购买的清单再也没有可买的时候，那就多给宝宝准备一些小衣服咯。

看我拿不定主意，步爷说：都买了吧？男孩女孩都可以穿的。

我嘿嘿笑："一定要选颜色。"

步爷无奈地叫："又来了啊？又要猜性别啊！"

我确定的说："嗯哼！我坚信宝宝是男孩。"

直到天黑时，两人才大包小包满足地回家了。

我家门上挂着圣诞花环。虽说这是西方节日，但我喜欢所有与快乐相关的日子。我会在大大小小的各种节日上做相应的事情，过年会买新衣服、做头发；端午节吃一个粽子、裹上七彩丝线、门上插艾草；情人节盼着老公买花，虽然一次也未收到，但他写给我的情诗却比玫瑰还珍贵。尤

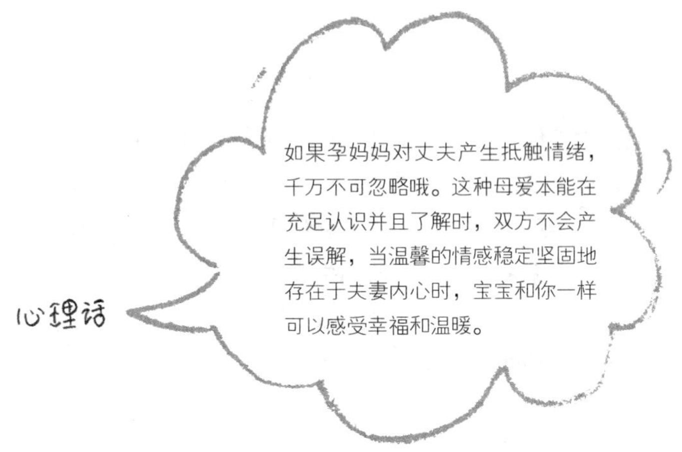

其是今年，我将每个节日做到极致，只是因为腹中的宝宝让我感觉会更不同，那种兴奋是往日没有的。家里被步爷装饰的彩灯一闪一闪的，我捧着肚子走来走去梦幻般地欣赏着。

步爷又在精致的卡片上画画。这是我们交流内心的一种特别方式，尤其是针对我们这个职业。了解一个人无须多说话，看看画中的线条、事物、文字都可判断出此时的内心与感受，这种深入心灵的感触，无法用语言来描述，就仿佛一首经典的歌曲，虽然缥缈却触动心弦。

我将其中几张卡片装进产检包里。步爷说："你不会给医生看这个吧？"

我笑得前俯后仰，想象着周医生看到这些画时的表情说："我准备在生的那天，手里握着你的这几张作品。它们是我的镇痛剂！"

好友打来电话来祝福，并说着自己孕期的状态，叮嘱我一些小心。当说到她在怀孕时特别讨厌老公时，那个恶狠狠的语气在电话里听着非常可笑。她问我：你有这个现象吗？那时，他都不敢碰我一下。

我回头看着低头画画的老公说："我没有哦。但从心理学上可以解释你为何这样。"

每晚睡觉时，步爷都牵着我的手，就算翻身，两只手依然扭着拉在一起，这样的牵手睡觉模式已经很多年了。虽然我是如此，但临床上确实遇到孕期对老公极度厌恶和恐慌的准妈妈。女人在孕期会有一种母爱的本能，这种本能是为了保护腹中的胎儿所产生对配偶的一种负面情绪，多表现为内心烦躁，抵御亲密行为，进而有可能为未来的婚姻关系埋下隐患。

孕期是特殊的生理阶段，若夫妻能够携手共同渡过，恩爱指数会直线上升。此时，没有了亲密的行为，若还失去一些必要的形体依恋，对夫妻情感来说是一种伤害。对于步爷伸开的双手和蜻蜓点水般的波波，我是来者不拒，偶尔还会主动要求，幸福在心头开出艳丽的花……

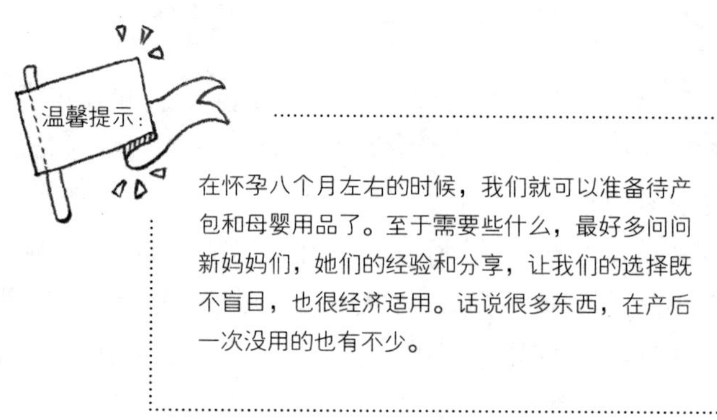

在怀孕八个月左右的时候，我们就可以准备待产包和母婴用品了。至于需要些什么，最好多问问新妈妈们，她们的经验和分享，让我们的选择既不盲目，也很经济适用。话说很多东西，在产后一次没用的也有不少。

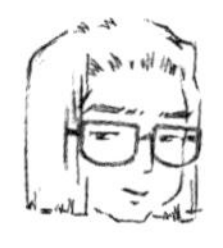

为宝宝买东西

再过两个月就到预产期，应该为宝宝准备些什么了，但具体该准备些什么，说实话，我心里一点儿没谱。

或者我是个男人，或者那只是借口，反正提到准备，我只想到了，粉刷墙壁，添张小床，弄几幅充满稚趣的卡通画。

可事实上，我所想的这些目前还不合时宜，至少对中国家庭来讲言之过早，因为你无法确定那画上的究竟该是粉红小仙女还是汽车飞机。

直至来到母婴商场里，我发现一切都变得很简单。眼睛里看到了什么，觉得需要的，就可以收入囊中，在这里有你想得到了，也有你想不到的。

她会不停地问我，并夹杂着惊讶兴奋的高涨情绪，仿佛这件物品只为她的宝宝独家定制的一般，“这个怎么样?”“那个你觉得合适吗?”“你说这个有必要现在就买吗?”

我心里当然清楚，在她这种极度亢奋的状态下，我的回答已经没那么重要了，所需做的就是，“可以。”“不错哦。”“还是你拿主意吧!”当然，这可不是态度敷衍的表现，毕竟逛街购物绝对是女人的专长，而男人只需要从收银台一路微笑地小跑回来，或者夹着大包小裹一边擦着汗，一边傻笑着说“不累”，就可以了。

两个小时过后，我感觉差不多要结束了，这点从她洋溢着满足的脸上就不难判断。

“老公，到这个时候，你还建议我买中性的衣服吗?”她拉着我的手问。

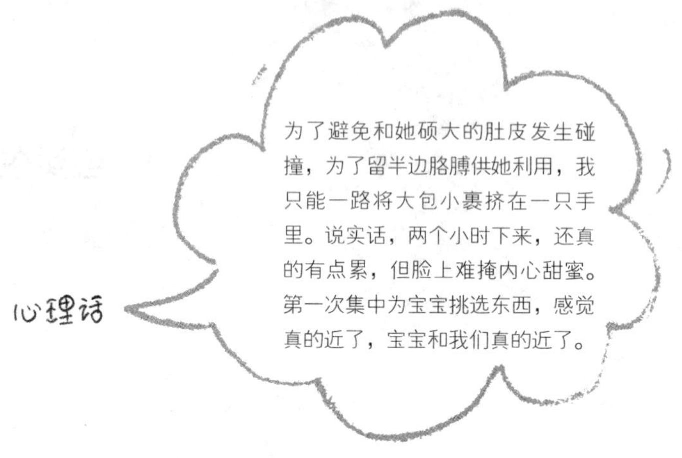

“怎么？时候越近，你就更加确定了吗？”

“是的。”她坚定地回答。

“是吗？你真的确定吗？”目视她半分钟后，我继续说。这是段必要的留白时间，有助于我对她接下来的判断，而结果不出所料，“真确定的话，你现在笑什么？”

而她捂着肚皮，咯咯咯地止不住，“你是不是很紧张呀？”

“我紧张什么？我觉得男孩女孩都一样，而且我们在这点上还一直都没有统一过，和你不一样，我更希望是个女宝宝。当然，我没有你那么坚定，所以还是买些中性颜色的衣服好一些。况且，我们再急也没用，两个月后结果自然产生。”

她就这样看着我，并没有作声。

“好吧，我是有点紧张。”我承认就在刚刚决定买那件小衣服的那一刻，这种选择让从前停留在脑海里的概念，瞬间具体了，跟着眼前还会出现一些画面，一些穿着那件衣服的小形象，仿佛真发生了一样。而我也知道，这一切也定会在她身上发生着，而且只会比我来得更花哨。但我能做什么呢？确定性的选择，或许将来会让她有所失望，又或者我对宝宝的性别压根就没想太多，只是为了缓解她的失望，才那样说的。

“反正，我相信宝宝是个男孩。”她拍拍肚皮说。

“反正，我希望宝宝是个女孩。”

PART 21

孕晚期的最后一天工作

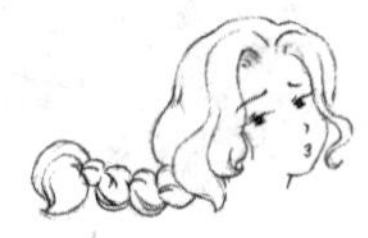

为自己放产假

今天的情绪有些亢奋，因为做完最后一个咨询，我将彻底的放产假啦。此时，孕期已经进入 37 周，虽然距离预产期不到一个月，宝宝却随时有可能出生。我要放下所有的一切，不写作，不上课，不做咨询，不管任何事，静等宝贝被揽进怀里的那一刻。

小女孩要走的时候依依不舍，送给我一个米奇玩偶，声音低低地说：里面有秘密，你要记得找哦。

我拿着米奇看着眼睛红红的 14 岁女孩，有些激动："那你也要加油哦！"

这天的天空格外晴朗，我和步爷在公园里散步很久，留影很多。也许从现在开始，二人世界就此消失，我们一边畅想着一边感叹着。

电话响了，步爷接了半天。我坐在阳光下看着已经清瘦的男人皱着眉头来回踱步，心想，天大的事有老公给我撑着。

步爷挂了电话像没事人一样拉着我继续走。我忍着就不问，他果然就不说。直到我无心再看风景，直到他看我有些不安时，才开口说："妞妞不见啦！她妈妈急得到处找啊！想你和她一起找。妞妞是一个情绪极端的小女孩，她妈妈曾把她送到我这里很久，她很喜欢我，也很信任我。"

说好给自己放假，说好天大的事情我也不要管了，可现在顾不了那么多了，拿起电话给妞妞就拨过去，对方不出所料地关机了。我又给她妈妈电话，妞妞妈妈准备开车去几个地方找找，同时恳求我一起去，好劝说她

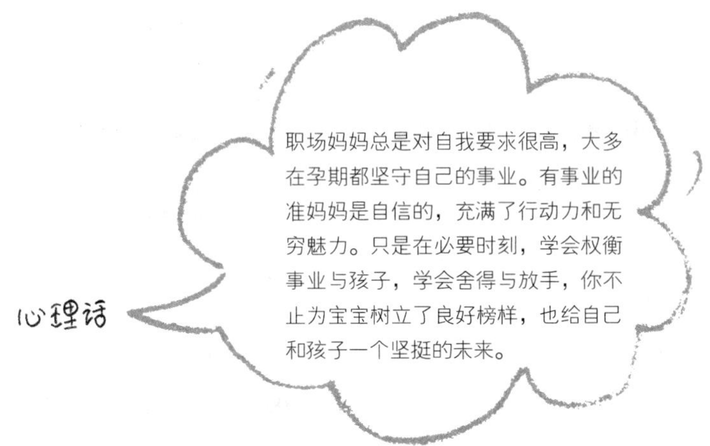

回家。我不假思索地答应了。

妞妞妈妈的车停在公园门口，我愣住了。这是一款跑车型的保时捷，车座很低，我这么大的肚子进入有些吃力。保时捷在上海的公路上显然无法证明自己的优势，车子停停走走，我本就晕车，胃里难受，头也晕。和妞妞妈妈说话也是断断续续，看到妞妞发给妈妈的短信有些毛骨悚然：我要离开这个世界。

我们找到妞妞一个朋友询问是否知道妞妞的下落。小女孩支支吾吾地说不知道。妞妞妈妈转身就要走时，我看到小女孩轻松一口气。我直接走过去，先温柔地问，对方还是说不知道，我开始言辞激烈，情绪激动："你在撒谎！你知道的！你看到她妈妈着急成什么样子吗？你知道她现在有多危险吗？你能承担后果吗？"

也许是我在激动时面容太可怕，也许是因为我一堆威胁她的话，也许就因为我是一个大肚子的女人充满爱的寻找消失的孩子，总之，小女孩立刻告诉了我们妞妞的藏身之处。

坐着车子又颠簸一个多小时，终于找到了妞妞。妞妞看到我们后，疯狂地骂着这个世界，骂所有人都是骗子，诅咒，脏话，话语越来越狠毒。妞妞妈妈只是坐在一边哭着，步爷偶尔劝慰着，我只是静静地看着她。妞妞闹了半个小时候，开始沉默。无论你对她讲什么，她都无动于衷。

僵局被肚子里的宝宝打破。宝宝在肚子里狠狠地踢了我一脚，疼得我哎呦哎呦地叫起来。步爷关心地问怎么啦，我说：宝宝踢我，它饿了，要吃饭了。

妞妞抬起眼皮看着我竟然笑了，说："我们一起吃饭吧。"

回到家已经是夜里九点。我躺在床上大声说：从明天起，我真的什么都不管啦！我要生宝宝啦！

突然想起还有一件事没做，我立刻拿出米奇，在它身上找啊找，找到一张小纸条，看得我泪眼朦胧：楚涵姐姐，我会永远记得你，希望你不要忘记我，我好想做你的宝宝……

步爷拉着我："别哭咯，上床睡觉！"

我再次躺在床上大声地喊："从今天起，我真的什么也不要管啦，我要生宝宝啦！"

步爷："知道啦，睡吧！"

温馨提示：

职场妈妈的心理小调试：积极，热情的对待自己的工作，在这里所获得的自信会给你带来强大的满足和安全感。面对突如其来的一些变故，要耐心平静地面对，越是复杂，越需要阳光地处理职场琐碎，看似只是你一个人的战斗，却会给宝宝将来的心智带来重大的正面影响。你骨子里的那份坚韧孩子一定能感受到并且习得。

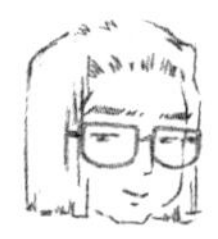

马不停蹄的意外

距离预产期还有一个月，我能感觉得到自己越加地谨慎，或者是这个大肚子整天在我面前晃来晃去的缘故，或者是遭受上次那件厕所事件的影响，我只想说，现在我的眼里就剩她。

今天是我们咨询的最后一班岗，照例她在里面接待来访者，我在外面写书。差不多还有四分之一我的书就要完稿了，但我能感觉到今天的自己难平心绪，不知道她是否也是如此？

一个小时的咨询过后，我果然没能完成任务，我知道剩下的四分之一很可能要留到一年以后，或者是几年以后了。而她从咨询室出来，一如往常的灿烂，要不是凸显的肚皮，我能想象她会像小鹿一样地跳到我面前，只是今天的小客户有些失落，说她很舍不得她。

按照早上的约定，我们下午来到了公园。一路上连我都觉得自己有些啰嗦，不断嘱咐司机慢点开，小心转。我承认我有点草木皆兵，我甚至预备着如果急刹车，我的下一个动作该是怎样，如果出现意外，该打 110 还是 120。而她只是握着我的手，一脸开心地望着窗外。

今天公园的人不算太多，这让我一半的心放下了，否则我想我恐怕会像小时候玩的老鹰捉小鸡游戏里面的老母鸡一样，不停地张着两手护在她身前。

可世事难料，你总想着不要出意外，害怕出意外的时候，意外就像着了魔一样地找上你。那是在我接到了一个电话后，我们的一个小客户离家

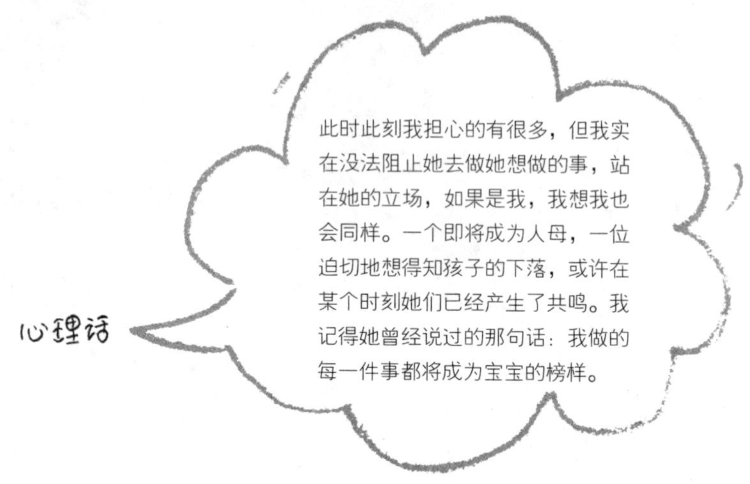

出走了，而电话那头焦急的妈妈希望我们能帮忙一起找，并劝说她回家。理性地讲，这属于心理咨询范畴之外的事，但我再清楚不过她的个性，如果我说了，她一定会去，如果我不说，她会更着急。

好吧，在意外来临的时候，它就已经不算是意外了，首先你必须得把它当成是种必然的结果，然后考虑该怎么去面对就好了，当我见到那辆就像是趴在地上的跑车时就是这么想的。加上这位妈妈不太娴熟的驾驶技术，和一段又一段拥堵的路程，再加上同一个染着说不出具体是什么颜色头发的小女孩的激烈的争执，那场面我此生初见，一位挡也挡不住的孕妇，冲进美体店，对质社会少女。

好在最终结果圆满，妞妞终于被找到了。

“喂，宝宝，今天是不是很刺激呢？你妈妈可是当了一回救火队员呢！”回家的路上，我拍了拍她的肚皮问。

“是啊，宝宝还没出生就已经经历了很多，好像看电影一样。”她笑呵呵地说。

“那宝宝还要不要再看几场呢？春节档好像就要开始了。”

“不要了，不要了。”她摆着手，“之前宝宝每天都在妈妈肚子里培养情商，现在该休息休息了。”

“真的要休息吗？你确定？”

“我真的确定。”她认真地说，“这段时间我也感到自己有些累了。”

我扭头看着她："这可不像只愤怒企鹅说的话，今天你又让我开眼了。"

"好了，下次不会了。"她将头靠在我肩上，"我知道你担心我。"

"那就好，那就好。"

我看着深邃的夜空，有颗星骤然地闪亮。

PART 22

孕味留念

January 21

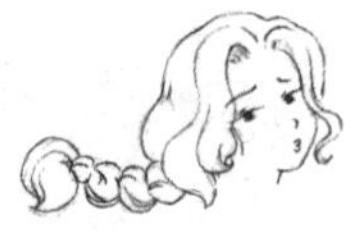

大肚子裸照

我坐在阳台上晒太阳。晒着晒着就把衣服撩起来，露出圆圆的肚皮。九个月的肚皮很光滑，没有一丝妊娠纹。

我妈看我享受的样子走过来说："你羞不羞啊！我怀孕时都不好意思，恨不得把肚皮勒紧。"

我笑着说："怎么会羞呢？这是一件幸福的事情。"

我妈妈昨天从咸阳飞上海，照顾我坐月子。我和母亲已经很多年没有生活在同一屋檐了，这次对我们一定是个考验，我预料到了摩擦，也做好了十足的准备，也决心要珍惜和她相处的日子。

妈妈虽然已过六十，但皮肤白皙，身材姣好，让我羡慕。我总想着将来老了如同妈妈一样就好了。可在妈妈的眼里，我现在很难看。我的体重增加了 20 斤，曾经瘦小的脸颊呈现出别样的富态。一直被老公夸着胖胖的很美，听到妈妈打击时还是有些噎得慌。

我拿出一本《孕味》杂志给妈妈看里面几乎裸体的孕妇照，我妈说："丢人！"

我又打开电脑给她看步爷为我照的孕妇照片。我妈张着大嘴瞅了半天说："这怎么能给人看呢？"

我欣赏着自己的照片："这是留给我自己看的。这是人生最重要的时刻，我一定要留个纪念。"

我妈说："那也不用脱成这样吧！"

心理话

孕期的情绪状态直接影响到肚子里的宝宝，就像母亲留给我的眼泪，据说刚出生时我的哭声简直让她崩溃。现在的准父母大都会在孕前做好十足的优生优育准备，孕期也会有丰富的营养供给，但生出的宝宝却被划分为“天使宝宝”和“恶魔宝宝”。天使宝宝所有的节奏跟着大人走，不哭也不闹，安静而健康。恶魔宝宝所有的情绪和起居表现与大人相反，日夜的哭泣等等。最终我们发现，这两类的宝宝的区别就在于胎儿时期感受妈妈十个月的情绪状态。所以，为了生一个天使宝宝，我们都要有意识地让自己心境平和，情绪愉悦。

本来说好37周到专业影楼去照的，但是步爷坚持要自己照。步爷喜欢什么事情都是他来做，比如花几小时的时间为我剪、烫、染长长的头发，埋头半天只为了用筷子做一个簪子绾发髻，哼哈很久给我的鞋子做一个闪亮的装饰。我信任他能将每件小事做到极致的浪漫，也相信他不是为了图省钱，而是真的想为我做任何事。于是就在家里开了空调，找一些纱巾披在身上，甚至自己及腰的长发也派了用场。随手摘一朵花瓶里的玫瑰，咬在嘴上，步爷一边拍一边啧啧赞叹。折腾了两个多小时，两人拥着一起看照片，心里颇为自得。

我妈坐在沙发上愁：“上海的天多冷啊，孩子出生该怎么办呢？啥时能熬过这一关呢？”

我乐了：“没有孩子时，总担心怀不上。有孩子愁出生，妈妈你怎么什么时候都在担心啊！”

我妈很严肃地说：“我养了你和你哥，还有你哥的孩子，有多辛苦你知道吗？”

我妈最大的好处就是从我记事起告知她养育我们的各种艰辛，每次我都会听着听着哭起来。这次我可不想让自己哭，就转换话题：“妈，你怀我时是什么感受呢？幸福吗？”

我妈的回答彻底让我泪奔：“我就没想要生你，是你怎么都打不掉啊！”

我妈怀上我时哥哥才一岁多，根本就无力再养一个孩子，所以一直努力地想打掉我。为此，她吃过避孕药，消炎药，最后做手术时医院又停电。无论怎样都打不掉我时，我妈决定留下我。孕期前半段是无助地哭，孕中期是伤心地哭，孕后期是迷茫地哭，总之十个月我妈的情感受罪可大了去了。

我听着自己奇迹般的诞生史，哭着哭着就开始笑，原来自己从胎儿时期就如此顽强，这是绝处逢生的命啊。虽然从优生优育的角度讲我根本就谈不上优，可现在除了牙齿到现在有当年遗留问题存在，其他都很好，健康，聪明，美丽还是很满意的。我又开始感谢我妈，发自内心的感谢。

步爷说：“我终于知道你为什么这么爱哭啦！”

我又开始呜呜：“我容易吗？能活到现在真是奇迹啊！”

温馨提示：

孕期的准妈妈具有别样的美，需要自我肯定，需要爱人鼓励，需要亲人支持。孕期的 37 周是拍孕味照的最佳时期，肚子的形状和准妈妈的状态都达到完美状态。

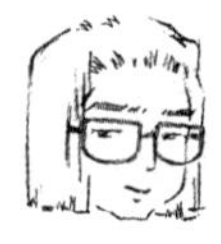

宝宝会乖吗?

记得曾经听一位仁兄说过，当他听到他儿子第一次啼哭的时候，即刻就崩溃了，嚎啕不止。但原因不是兴奋或感动，而是他在想，如果以后每次这小子都这样哭的话，自己该怎么办呀?!

就算我没吃过猪肉，也看过猪跑，就算我没养过孩子，也能想象得到一个有孩子的家庭是多么的五彩，多么的繁闹。妈妈抱着哭得上不来气的宝宝，奶奶半蹲在边上，一手摇着拨浪鼓，嘴里不停地哼着小曲，爷爷双手叉着腰，目不斜视地紧盯着捧着奶瓶冲进厨房手忙脚乱的爸爸。而这场景，绝不仅仅是几天，几个月，而要用年这个单位去计算，换句话讲在此期间简直家无宁日。

我的确如此担心过，你得承认当我们对自身所处的环境感到相对满足时，就会拒绝一些重大的改变，但如果这些调整是必须的不可逆转的，那么担心，甚至是害怕，也就不足为奇了。

我和我太太也曾经探讨过这样的问题，在我们看来，一些相对深入的探讨，有助于加深彼此的了解，有助于构筑相互间的支持和鼓励。就比如，她很爱问我的一个问题：如果我们生了对双胞胎该怎么?

能怎么办呢?我表姐就是生了一对龙凤胎，除了开心，全家的重点都集中在如何抚养他们上，最后，一个寄放在奶奶家，另一个托管在外婆那。但这在我们俩身上不可行，因为在这里我们孤立无援。

能怎么办呢?虽然说自己带宝宝这个决定是不可改变的，但请个保姆

心理话

在我们面对同样一个问题时，最终做出的决定是一致的，只是心理的过程有所不同。我得承认，我对抚养孩子这件事，无论是一个还是几个，始终都带着担忧的心理，说得彻底点，就是怕烦，怕累，也怕自己做不好。而她却超乎常人的乐观，她坚定地相信她的宝宝会很乖、很听话。我想她的信心来自于对宝宝较早的介入情商方面的培养，我也希望我的担心都是多余，当然，一切的结果不久即将知晓。

过来帮忙也没多大关系。

能怎么办呢？看到国外的很多家庭，孩子都是一箩筐，甚至多到一辆车都坐不下，不都是自己带的吗？

可我对她的回答，每次都是相当的悲惨——如果是双胞胎的话，那就让我去死吧！

当然她也摸索出一套对付我的办法，她会平静地说，“我不会告诉你结果的，我会带着孩子藏起来，去一个你永远也找不到的地方，等把他们抚养大了，再回来认你这个爹。”

很显然，以上的说辞都是玩笑，很显然，我们都知道如果再多一个孩子，对我们如此平静的二人世界意味着什么；很显然，我们早已对这种结果做好了打算；很显然，当她再次和我说起，她妈妈当年不想要她的时候，她的那种矛盾的心情，我能那么清楚地感受到。

“假设真的是双胞胎，你会怎么做？”现在轮到我问她，就在她讲述完自己那段紧张刺激的生存史后。

“我自己带啊！”

“那三胞胎呢？”

“自己带！”

“那四胞胎呢？”

“自己带！”

“那五胞胎呢？”

“去你的，你当我是猪啊？！”

PART 23

要生了！

February 9

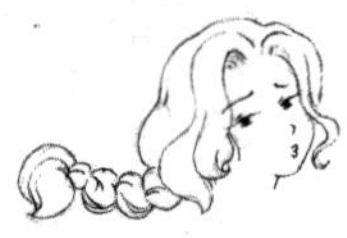

我要生宝宝啦

清晨五点，窗外已经发白的天空让我看到了卫生纸上一抹红色，我知道这就是传说中的见红。

距离预产期还有一个星期，而提前到来的见红准是因为昨天对浴缸的奋力擦洗造成。我妈说你的衣服怎么一股味道啊，你的浴缸怎么这么脏呢？我一边委屈一边哼哼地干活，欣赏着自己的浴缸发出洁白的光辉，这时骄傲又充满全身，看看我的身体多棒啊！

我没敢叫醒步爷，但无论如何都不能再睡了。大脑里异常兴奋，当你认定的美好事物就要提前来到时，根本无法做到冷静。于是爬起来洗澡，虽然昨晚刚刚洗过，为了给宝宝一个香香妈妈，为了一个月不能洗澡不至于抓狂，临产前我将自己彻底清洗了一遍，犹如家里的浴缸。

第一次拿起吹风机开始"呼呼"自己长腰的头发。我妈建议我剪掉头发，可我觉得长发并不影响什么，挽起的长发才不会遮挡眼睛，更不会拂过宝宝幼嫩的小脸。等头发干透了，我将它们编成两股麻花辫。然后照着镜子将只有一半的眉毛细细地描画。就算生孩子是那么的狼狈，我也决定让自己美丽且有尊严地上产床。

当一切搞定，看着已经升起的太阳，我摇醒步爷。他看我装扮整齐，惊坐起来："你这是怎么啦？"

我高声地宣布："我要生了，五点见红啦。"

步爷急忙穿衣："走走，去医院。"

心理话

即将生产，每个准妈妈的心情都是复杂的。也许是我常常看天使，所以信心百倍，情绪激昂。也许是我的正面力量在孕期不断强大，到临产时可以做到临危不乱。我想，这一切归于我十个月的不懈努力，为了宝宝巩固了强大的自己，这份无知无畏的自信安慰了担忧的爱人与母亲，也帮助我自己在此时可以用心感受即将到来的幸福冲击，而人生能有几次这样纠结所有高端情绪的时刻，今夜令我终生难忘，刻骨铭心。

我笑着说："不急。等，等到宫口开两指再去医院。"

我知道以自己的产检情况和年龄，估计医生十有八九就给拉去剖了。就算尊重我的想法坚持顺产，也需要等到待产的时候进医院，现在生孩子是高峰，医院里没有那么多床位啊。何况，我做了那么多的努力，又是控制饮食，又是做体操，只为了坚持顺产。再说没有经历十级阵痛，怎能算是生孩子呢。而且我要宝宝自然来到这个世上，就像流星顺天而降。

午饭时，我们三人坐在一起，谁也没有说话。家里安静得只听见嘴里嚼饭的声音，我吃着吃着就哭了。我妈说："这娃，你哭啥呢？"

我笑着流泪："激动啊！就要看到宝宝啦，不知道是男孩还是女孩，长得什么样啊。"

我妈也笑："多吃点，生的时候有力气。"

2 月 9 日的白天风和日丽，我们坐在家里安静地等着。我期待着传说中的宫缩来临，却只是偶尔一阵。

夜里九点多，我劝妈妈去睡觉，养好精神等着宝宝的出生。我妈有些犹豫，又说一句："娃，你还是剖了，少受点罪。"

我说："睡吧，妈妈。你当年一人能生下我，今天我也可以自己生孩子。"

我妈去睡觉了，我和步爷也爬上床。这时的阵痛开始一阵阵袭来，步爷拿着笔和本子记录着时间和强度。疼痛不断地加深，我的脑海里不断地强化着：一朵莲花绽放，花心里坐着一个胖娃娃。

我的脸颊绯红，就像喝过红酒一般。我紧紧地握住步爷的手，却不让他看到我抽抽的脸。

到了深夜十二点时，我和步爷起床，铺好被褥，整理好房间。临走时看看宝宝的小床，想象着再次回来时抱着婴儿心里无比甜蜜。

我们将第二天要带去医院的物品放到门口，希望妈妈到医院时只看到宝宝天使般的笑容，而不是女儿痛苦的叫声。

我们揣着钱和病历，坐进出租车，直奔医院。只见深暗的天空一道闪电，随后跟着的是轰隆隆的雷声。

温馨提示：

顺产的四大因素之一为精神因素。所以，渴望顺产的准妈妈一定要放松自己，如此宫口会开得异常快，产程也较为顺利。这时：我们可以进行意象联想，比如想象莲花就是产道，花中的娃娃就是你即将要抱在怀里的宝宝。当你不断地强化这种意象时，不止加快产程，也会有止痛的功效。这种方式曾经推荐给无数准妈妈，效果还是很理想的。

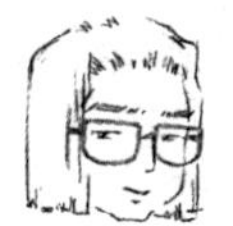

产前阵痛

上海的冬天有点冷，有点潮，但阳光没有北方那么烈，当其中的一束透过窗口照在我脸上的时候，那感觉暖暖的，就像坐在床边的她摇着我的手。

我感到奇怪，除了穿着整齐的她，除了头一次以这种温暖的方式醒来，主要还是挂在她脸上的表情，欣喜而略带着激动。

我似乎意识到了什么，呼地一下坐起来。

很难言表得知这个消息后我的感受，如临大敌，紧张的感觉像鼻子上加了个软木塞，呼吸不进空气，内心极度的汹涌如滔滔巨浪，一道道地在脑海中翻滚着，狂跳着。

直到她告诉我说，不用着急，至少还要等上大半天的时间后，我才有了稍许的平静。

中午饭后，她坐在沙发上，说她脚有点疼。我揭开袜子后发现有些浮肿，这个知识在一些纪录片中获得，却从未真实地见过。当皮肤被手指按压下去后，会形成一个小坑，经过一段时间才能缓慢地恢复，就像是记忆海绵。

我把她的脚小心地放在怀里，一面轻轻地揉搓着，就像保管员擦拭着博物馆里最珍贵的艺术品那样，一面忐忑地看着她。

她却笑着安慰我，“没关系的，这很正常，怀孕以来一直都没肿就算好的了，现在肚子里的压力最大，生出来就好了。”

希望像她说的那样，没有别的问题就好，我是这样想的，“那肚子现在疼吗?”我问。

“傻瓜，还要等一段时间的。”

今天很特别，我们的对话很少，只是把必须说的，缩减到用极少的语言表达，而很多想说的，到了嘴边却又吞咽进心里。

在她睡了以后，我悄悄地打开门，走进房间，看着她，远远地看着她。甜甜的圆圆的脸，高高隆起的大肚腩，有些粗重的呼呼的鼾声，我只想这样静静地看着她，我感觉她的这种状态，过了今天或许我就再也看不到了。

下午，我检查着要带去医院的包裹，今天这已经是第三次了。一个大的行李箱，一个小的背包。行李箱是准备让她妈妈带过去的，有朋友建议我们这样做，在宝宝出生之后，因为无论顺产或剖腹产，都需要在医院办很多手续，带着大包跑来跑去很不方便，另外顺产没有床位预约，生好以后，东西过多反而累赘。而小背包中，装的都是生产时必需的东西，证件、钱、两罐红牛，还有几块巧克力。

心理话

从生理构造上，就注定了男人要比女人轻松。每个月少了那么几天，持续将近一年的孕育过程，这不单单是种负担，而是一场身心理结构的改变。与日俱增的体重，平滑的肚皮被生生地撑起一尺来高，想想因此突变而带来的血液循环，心脏压力，骨骼肌肉等等方面的改变，更可怕还有，看不见摸不着的荷尔蒙，引发的无法控制的情绪。想想这些，男人就该知道自己该做些什么，呵护、体谅、尊重、宽容，甚至将她看得伟大。

将近夜里十点，一天忐忑着的心，终于熬等到了结果。那时我们正在床上，躲在被子里，互相劝慰着，“要不你先睡会，可能得折腾一夜呢！”“要不，你也睡吧，保存体力。”“我想睡，但咋能睡着呢？但万一整晚上都没消息咋办？”“我觉得应该是今天，但看看天气又不像。”“是啊，也许是明天吧，今天可不像能下雨的样子。”“哎呀——老公，有反应啦！”

“怎么样，很疼吗？”我拿出准备好的笔和本子，开始在上面记录下时间。

起初的间隔比较长，甚至我们还怀疑是不是错觉，但随着后来阵痛愈加的频繁，让我们也愈加的坚信。

起初阵痛的时候，她会告诉我，之后一旦她握紧了拉着的我的手，或是在做深呼吸，我就会马上拿本子记下来。

从二十分钟，到十五分钟，从十五分钟，到十分钟，从七分钟，到六分钟，到五分钟，第二个五分钟一到，我们开始准备去医院，穿衣服、叫车、拿包、穿鞋。

在她肚子大到不能弯下腰的时候，我就开始帮她穿鞋了，一双黑色的系带子的运动鞋，她此前从不穿这类的鞋，这是专为怀孕准备的。或者她的脚有些肿，或者我有点紧张，今天鞋穿得比往常艰难许多，我能明显地

温馨提示：

我们之所以产生阵痛后，也没有去医院，是因为到医院还是要等，相对来讲这两个小时在家里过会舒服许多。但并不建议，非要等到阵痛每隔五分钟一次后才出发，还要考虑到一些意外的发生。这次我们几乎与危险擦身而过，我相信，如果有下次，一定会提前一些。

感到，一阵阵痛地袭来，系好鞋带，我蹲着身子，抬头看了看她。

她紧闭嘴唇摇摇头，然后说："走吧。"

打开门后，她转身望了眼家里，我知道每次出远门前，她都会这样做。

我拉着她的手，走进了电梯。

PART 24

生产时的危险

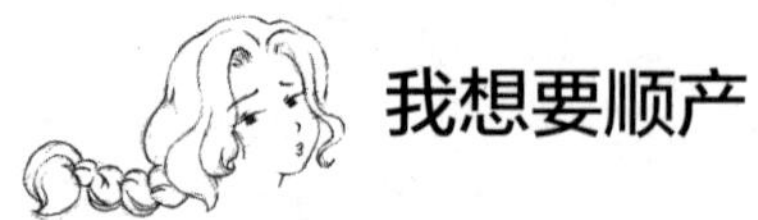

我想要顺产

冬日夜里十二点，繁华的上海滩进入宁静，只有路灯散发着柔和的光，照耀着人们回家的路。我们坐在出租车上，却在不断出现的红灯中走走停停，伴随着一阵阵的闪电和轰隆隆的雷声。

天空没有下雨，也无狂风，而我认为那耀眼的闪电和震耳欲聋的雷声是上天给我的启示，肚子虽然被宫缩牵扯的痛，却还是咬着牙说："儿子，一定是儿子。"

步爷声音一直很沉稳，说："女儿！"

我高声说："儿子，一定是儿子！！"

他还是很冷静："女儿。"

司机听着我们的对话，扭头笑着说："我看也是儿子！"

我哈哈大笑，接着开始深呼吸。

一个小时后，我们终于抵达妇产医院。我扶着肚子，被老公搀扶到急诊室。

我将自己几点见红，疼了多久，该说的不该说的都细致地描述给医生听。急诊的男医生说："你先上产床，我看看。"

步爷扶着我刚挨到产床边，一股热流从体内"哗"地冲出，羊水破了。

男医生喊着："平躺，快！你要生了。"

我兴奋地平躺在产床上，被医生检查。医生说宫口开了两指，准备推

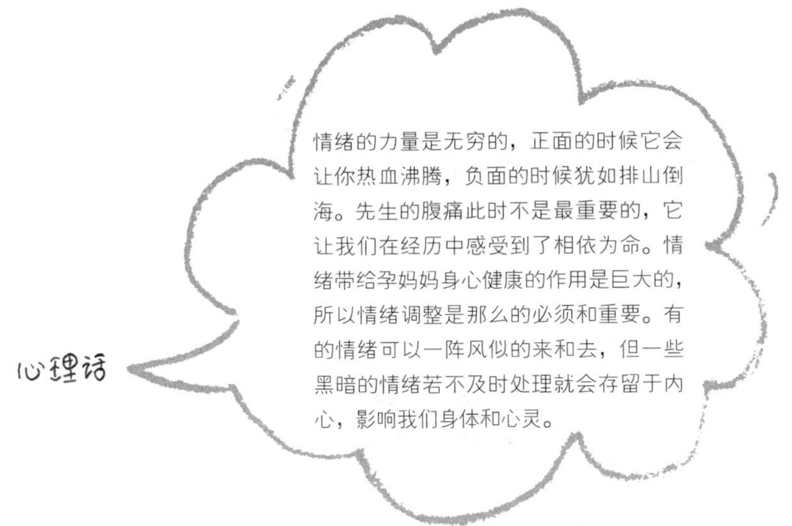

上产房。老公开始办理各种入院手续。

这天晚上生孩子的人真多啊，另一张床上的孕妇走了又来一个，我像个傻子一般对每个妈妈微笑，说："我们就要见到宝宝啦。"有的妈妈会对我笑笑，有的妈妈疼得没空搭理我。

男医生终于有空过来看看我，随口问："你紧张吗？"

我痛的时候，就说一个字："不！"

过会，医生又问我："你老公姓什么？"

我也是一个字："步（音同：不）！"

男医生盯着我再问："你紧张吗？"

我还是一个字："不！"

男医生再问："你先生姓什么？"

我咬着牙说："步！"

男医生再次问："你到底紧张吗？"

我立刻明白问题出在哪里，一口气回答："我真的不紧张，我老公真的姓步！步步惊心的步！"

男医生开始笑："还有这个姓啊，我还是以为你紧张的精神出现问题呢！"男医生在一大堆的待产家属中喊着老公的名字。

20分钟后，医生又来看我，突然说：“羊水有些浑浊，怕对宝宝有影响，建议你还是剖腹产吧！”

我二话没说：“行！以宝宝为重！”

很快，我就被医生和步爷推到了车上。通往手术室的过道转来转去，我能看到粉红色的墙和老公勉强挤出的微笑。经过产房时，产房外坐满了家属，我能想象到里面一个个准备迎接战斗的妈妈。突然有些难过，我是多么坚定想要自己生，最后还是要剖。步爷安慰我说：“这样也好！也好！”

夜里的手术室外极其安静，步爷只能送到门口。本想如电影里的场景来段煽情再依依惜别，但我们没有来得及说什么，就被手术室的门关在两个世界。步爷从我见红开始就肚子痛，虽然我们都知道那是情绪的力量，但我却在此刻强烈地感受到老公爱我疼我的那份心，它让我震撼，也让我此生了无遗憾。

窗外雷声不断，我怀揣着即将要出世的宝宝，留下了独自一人在产房外等待的步爷，想着想着就心疼，想着想着就心酸，眼泪夺眶而出。

温馨提示：

孕妈妈在孕期就要考虑好待产方式。若准备顺产就需要要做十足的准备，才能让自己更快更顺利地进入产程。一旦出现对宝宝不良的状况，准妈妈要有心理准备，坚持顺产还是听取医生的建议，都在于你孕期对待产方式的心理和生理的全方位的准备。如此，我们才有能力面对突如其来的一些变故，而达到最好的解决方式，不只为我们也为了宝宝安全和健康。

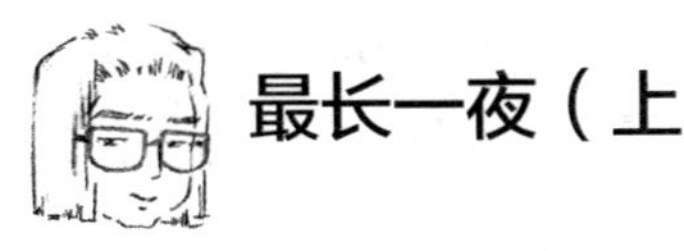

最长一夜（上）

今晚和往日不同，在车里我们没有坐在一起，想着给她多些空间会舒服点。

夜里十二点，路上的车很少，远处点点的灯光就像天上的星星。

一路上，我几乎没怎么回头，我想过于频繁的关注，反而容易引起她的紧张，只是一直从后视镜里，偷偷地瞄着。

我能感觉得到她的兴奋，她总是在说，“打雷了，听又打雷了，一定是男孩。”这种兴奋很好，我相信这有助于之后顺产功课的进行，但同时我也意识到，此时的兴奋更需要延续，而不是爆发，于是我一直在和她唱着相反的调调，“是女儿，一定是女儿。”要知道如果你说，“这次我会赢。”“一定是这个结果。”而对方回应，“好吧。”“我想你说的是对的。”那么你的兴致至少会缩减一半。当然，这也因人而异，至少以我对她的了解是这样。

我能感觉得到她的紧张，或者是疼痛的缘故，她不停地在做着深呼吸，但已经和在家时完全不同了，一种是可控的，更多些从容和淡定，而现在这种则是呼之欲出。

而我呢？我想说很多，如果是平常出现这种情绪的话，言语可以让我们互相慰藉安抚，但现在，我知道我不能说，不能有太多的关切，我打从一进车就开始想问，“你怎么样了？还那么疼吗？”甚至我一路在计算着，我这是问了她第几次了，绝对不能超过三次，开到静安寺，还可以问最后一次。如此这样，在她看来，至少我是平静的，当然，我其实根本就无法平静。我坚定地认为，在这个时候，问“怎么样了？”等同于“怎么办呀？”问“还疼吗？”等同于“就算再疼也得忍着呀！”况且，任何的情绪都能传染，特别是更亲密的人之间。我猜，她或许也是这样想的。

没有情绪传染，相互保持平静，减少过多问询提醒，维持一定程度的兴奋状态，这就是我在近半个小时的路程上，该去完成的任务。

除了几个红灯的等待，我们一路畅顺地到达医院门口。当我还在付钱的时候，她已经下车朝急诊走去。

“是不是，快要——”我问。

她小心地点点头。

“不急，不急，就在那边，我早就踩过点儿了。”在这一刻，我看到了不远处挂在门上的小红灯，我知道从此开始，无论结果如何，我们的人生都将进入到一个新的篇章。

非常庆幸的是，里面空荡荡的，我想象不出，如果是白天，如果像之前产检一样，到处都挤满了人，那结果该是怎样。和医生表述清楚情况后，我一边和她开玩笑地说，“今晚享受到了贵宾级的待遇，似乎整个医院都在为我们服务。”一边陪着她到小房间做进一步的检查。

在准备躺到床上的时候，她突然停住了，表情像雕塑一般地凝固，跟着说，“老公，快叫医生，我羊水破了。”

羊水破了意味着什么？那就是马上要生了，怎么会这么快？距离下车不过一刻钟，这要是再晚点的话——来不及想太多，后面也许还会有其他始料未及的事情发生。

短时间的检查过后，意外就出现了。医生的结论是：羊水浑浊。

“医生，具体是什么意思？”我低声问。

医生简要地回答后，我了解到，羊水浑浊就是，有细菌混入羊水，可能是宝宝的排泄物或者是别的原因，由于突然破裂后的压力差造成的，而问题是宝宝可能会吸入，并引发呼吸困难或呼吸系统炎症，总之简单地讲，最好马上做剖腹手术。

我看了看躺在床上，血压直线下降的她，脸虽泛红，但嘴唇发白。我深切地感到自己此刻也好不到哪去，以至于必须要压低声音了才能挤出话来，否则就会像部分三流歌手一样唱破了声。“咱宝宝还真是着急，要不咱就满足它，剖了吧！”我必须得看着她说出这句话，目不转睛地极力表达着，淡定的眼神必须要传递给她。

她点点头。

“这样也好，这倒符合了我和你妈的意思，这样我也不会担心你了，这样很快，你就不会那么痛苦了。”我拉着她的手，尽可能地将我此刻所能想到的好处一股脑地罗列出来。我知道她这十个月都在准备什么，我了解坐在车上时她的激动兴奋，我能真切地体会到，她的失落和遗憾，“只是红牛和巧克力就有点浪费了，要不你现在就来一块儿。”

她朝我笑了笑，“老公，没关系的。”跟着一滴眼泪流下了脸颊。

和医生签完手术协议，一位工作员就推着她朝手术室出发了。

经过一路七扭八拐的行进，我们辗转来到了手术室门口，那位推着她的老兄似乎有些急，在我还没有了解是什么情况之前，在我们还没有来得及作别之前，车已经被推进了自动门的一半，“宝宝，加油！我在这等

心理话

如此的情形，我想很多男人都是初次经历，即便曾经再冷静，再经历过多少沧桑风雨，此刻都会难平内心的慌乱筹措。极力控制，或者跟她说些其他无关的事，对我们这些家属而言都是不错的选择，或者你只要记住，你的紧张信号一旦传递给她，就免不了会给她带来负面的或消极的影响，那就好了。

你！”我想我只能说这么一句了，而这话倒像是被赶出来的，就如同火车开动后，站台上来不及挥别的友人；我想这样也好，她这个爱哭的家伙，说多了一定受不了；我想要不是刚刚这位老兄，把我们错带进了顺产室，让我有机会逗她说“哎呀，难不成注定了要你顺产？”然后又呼噜噜地推出来，惹得她呵呵笑的话，她此刻一定会哭；我想，如果她更加坚强的话，或者先忍不住的人是我。

如遇意外，不可着急，按照平日的思维习惯先问清楚医生状况，以及解决办法，再共同协商，做出决定。特别是需要在医院签署协议时，再着急，再危险，也要仔细查看，这样会避免以后的纠纷，或由于院方疏漏造成的风险。

PART 25

宝宝出生了

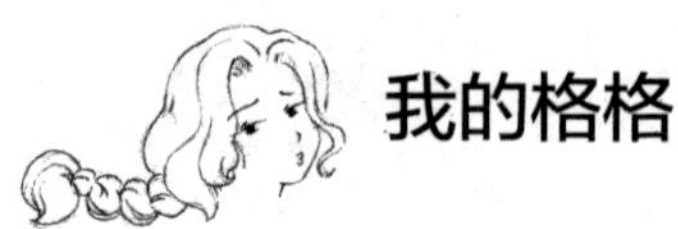

我的格格

进入手术室，也许是密集的疼痛，也许是渴望有人陪伴，几乎很长的时间是我独自一人躺在手术台上。我被医生摘去了眼镜，两眼模糊地看着周围的一切。这个我曾经无比熟悉的地方，以前是我站在这里面对躺着的病人，今却轮到了我躺着，虽然知道现在是为了我和宝宝，却还是觉得自己像案板上的猪肉。

终于走进来一个护士，将我脱光后又穿上病号服，我冷得有些发抖。看不清楚护士的脸，只能听到有一句没一句温柔的声音：你知道宝宝的性别吗？我嘴上说着不知道，心想一定是男孩。她又问我："你是少数民族吗？"我被这个奇怪的问题瞬间止痛"不是哦，怎么我像哪个少数民族的人？"护士说："你鼻子好高啊，像回族人。"我想哈哈大笑，但却被一阵痛楚搞的最后发出很阴森的声音。

麻醉剂很顺利地被推入体内，本来就红彤彤的脸颊开始滚烫，我的体内开始热血沸腾，情绪高涨，感觉自己飘飘然。这就是传说中吸毒后的反应吧，果然美妙，如果不是想到肚子要被划开，我觉得自己已成神仙。

虽然我已经没有疼痛，虽然我很亢奋，但却能感觉到肚子已经被划开，耳边还听到医生说："她皮肤可真好。"接着就听医生将我一顿臭骂"你什么时候做的产检啊？""你还想自己生，宝宝是臀位啊！"我只是嘿嘿地笑着，也许是麻醉剂，也许是太开心，医生的每句话都是动听的，尽管也在纳闷刚做完的 B 超还是头位，宝宝在关键时候怎么就转了啊。医生

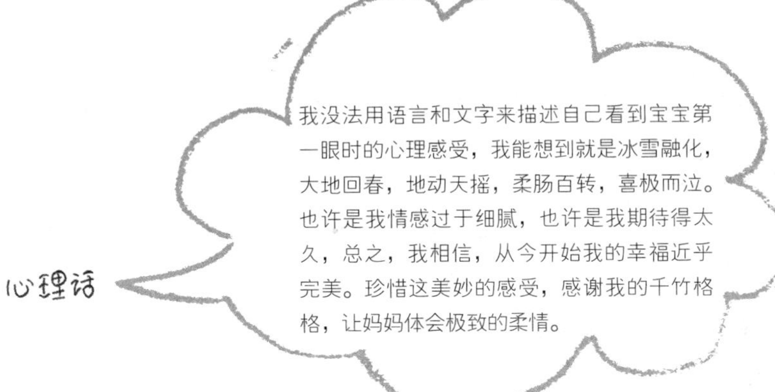

开始在我肚子上摁，往下推。此时我什么也看不到，只有靠感觉和听觉来了解身体下面发生了什么。

虽然窗外雷声震动，虽然医生护士吵吵着，我依然在嘈杂的世界听到了那温软的声音，这不是以前听到的婴儿的啼哭，而是一声声的呼唤：爱，爱，爱。时间仿佛静止了，我嘴巴长大笑着，眼泪却汩汩地流着。

我转头看到护士正在给宝宝擦洗，怎么不抱来给我看看呢？我张口就问："男孩还是女孩？"

护士说："你怎么现在才问呢？"

我说："等着你抱来给我看呢。"

护士双手捧着宝宝走到我面前，特别近距离地给我看宝宝的屁股："是女孩！"

我冲口而出："是我的吗？！"

护士好像在笑又好像很生气："是你的！"

她已经把宝宝的脸面对我了。瞬间，所有的疑问击垮了我要儿子的心，眼泪如决堤的海水。哦，好粉嫩的小女孩啊，细长的眼线，眼角还有一丝血迹。哦，这是我的千竹格格。我用脸贴着宝宝柔嫩的小脸，她是那样的乖巧，她也在轻轻地磨我的脸。

护士把格格抱起来说：现在我要抱宝宝去给爸爸看。

这以后的一切我都不关心了，我的心已经随着格格走了。我被留着在手术台上静静地等了半个小时后推出手术室。

当我看到步爷俯身下来的眼睛时，又一次泪奔。“你看到宝宝了吗？她好漂亮啊！”

步爷只是不断点头，说不出话来。

我又被转来转去，终于被大家伙挪进一张病床上。这是靠近厕所的加床，没有看到宝宝的小床，也不见格格。

我问：“格格呢？”

步爷说：“现在没有床位了，小宝宝没有地方睡，就留在观察室，等明早转到病房后就抱来。”

心疼宝宝第一夜就和我分离，想说话却不能讲话。医生特别交代，术后六小时不要讲话。

步爷：“好好休息，我陪着你！”

闭上眼睛，眼里满是格格粉嫩的小脸蛋，还有那挥之不去的呼唤：“爱，爱，爱。”

温馨提示：

不是所有生孩子都如国外电影里一般立刻给你看宝宝的，你要在第一时间说出你的渴望。不是所有的生产场面都是平静的，撕心裂肺的疼痛之后，也会有很多尴尬的问题出现。所以，放开自己，不要害羞，不要强忍，做一个真性情的妈妈！你才能体会到一会儿笑一会儿哭，看似神经质却幸福得一塌糊涂的甜蜜时刻。

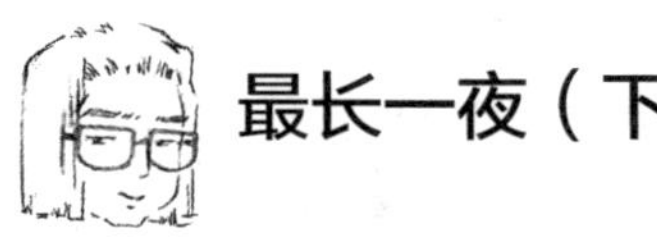

最长一夜（下）

记得几天以前看过一部纪录片，是关于整个怀孕到生产的。一对外地来的小夫妻，男的陪着躺在推车上的待产的女的，直到手术室前，才看得出他有些紧张，说话不多，只是简单地叮嘱着，而和他一起的宝宝的外婆，一直默默的，没有说话。随着手术室的门慢慢合上，男的情绪已再难控，掩面哭泣。

而现在的我，站在这里，只是一个人呆呆地站着，感觉有些恍惚，似乎忘记了刚刚发生的事情，尽管那足够激荡，感觉有些茫然，对于接下来即将要面对的一切，我难以想象。就是这样的纠结着，担心着，此时我能深刻地感受到那位准爸爸的心情，此时我正深刻地体会着那个叫“无助”的词语，那是一种等待的过程，等待着对你而言极其重大的事件的答案，而在此期间，无论你做多大的努力，结果都由不得自己。

不知过了多久，我就像棵千年古树，屹立着，直到对面手术室的门忽地打开。

“你是张楚涵的家人吗?”一个护士探着头问。

“对的。”我的回答急切而干脆，就像幼儿园老师问“谁还要吃糖啊?”那个最先抢着举手大喊的小朋友一样。

“你进来吧!”

即刻，我傻住了。跟着往里走的过程，每一步都轻飘得像踏入了云端。“护士，我老婆没事吧?”

而她的回答让我明白了一件事，经验的确很重要。“哦，正麻醉着呢。”接着递给我一张表格，“来，填一下资料。”

至于那是份什么资料，我问了，但很快就像风一样的忘掉，反正只是姓名、住址、籍贯、电话之类的东西。

也许是内心经历了比较大的起落的缘故，我感觉填完后自己轻松了许多。环顾四周，才发觉整条走廊空荡荡的，就我一个人，窗外伴着隆隆的雷声和闪电。

是啊，剖腹产都是预约好的，又有谁会选在半夜两点呢？我靠在墙边想。

跟着，又是几个护士进出，而每次有脚步声响起，都会让我全身像触了电门似的一怔。

“你是张楚涵的家人吗？”终于一个护士过来问。

或者她不是刚刚那位，又或者是，反正穿着都差得不多。

“是的，是的，她怎么样了？”此时我很肯定自己的焦急，但眼神却

心理话

当半仙被推出来的时候，还在虚弱的傻笑，根本不像刚挨过一刀的样子，我看着她，恍若隔世。她是快乐的，她是幸福的，但在我眼里看到却是她这一年中承担的困难和痛苦，或者正面的情绪完全淹没了负面的因素，她是胜利的。我必须要祝贺她，即使在我口含机能饮料她根本看不到的那一刻；我必须要呵护她，在我隔着玻璃看着挺着肚皮半躺在沙发上啃着苹果的她的那一瞬，就早有此决定；我必须要尊重她，她满怀喜悦地完成了我不敢想象也无法完成的任务。不是此刻所感，而是此刻所感更深。

止不住地往她怀里那个粉嫩的小家伙脸上瞟。

“是女孩，六斤二两，看看吧！”

我看了，但说实话，并没有记住些什么。或者刚刚出生的宝宝长得都差不多，或者我内心更惦记着里面的孩子她妈。

但临走前，她仍然没有忘记两件事。一件是狠狠地教育我，为什么上周没来做体检，知不知道单脐动脉的危险，或者还有些什么，而我在点头听着的同时，内心也放松了一半，至少她能挤出时间来批评我，至少她不是让我做什么艰难的选择。另外的一件却让我有点懵，“宝宝需要观察一下呼吸系统，明天给你们送下来。”她大概就是这样说的。

我想我应该感到高兴，至少母女平安，我一屁股坐到了椅子上，身后背包里那两罐硬邦邦的红牛，似乎在提醒着我，你得早作准备，接下来的任务或者更加的艰巨，于是，我毫不犹豫地把它拿了出来。喝的时候我有点想笑，这算是提前庆祝吗？是格格，不是哥哥。就在护士抱着出来的一刹那，我还真的认为是个男孩，半夜，雷电交加，似乎一切都如她所言，看来我们家这个半仙也有误差。

PART 26

产后要过的每一关

February 10

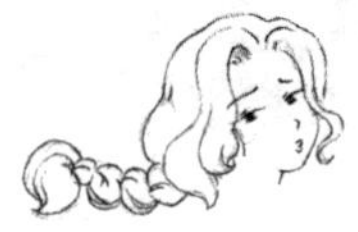

你：产后第一天

直到中午十二点，格格终于抱到了怀里。

这一夜过得真漫长，心里总是疼惜着没有妈妈抱的格格。而这样的思念却总被一阵阵的痛楚打断。手上挂着催产素，消炎药，当麻药过了劲后，疼痛真实地涌来。护士每隔一段时间按压腹部，疼得我好想甩开她的手，却还是咬牙坚持着，一阵阵恶露排出体外。直至天亮时，我并没有睡一眼的觉，说实话，我不累，兴奋地就想讲话。

我在墙上比画着，步爷摇摇头说："你想说什么。"

我叫他俯下头来，嘴巴没动，却硬生生挤出一句话："再生一个吧！"

步爷笑："再说，再说。"

我妈夜里四点起来看我是否有动静，却发现两人不见踪影，立刻给老公打电话。得知我已经生了女儿，我妈在电话那头又哭又笑地说："你俩本事大啊！"这以后我妈也不能再睡，熬到天亮在老公的指挥下直奔医院。而我终于有了床位，也被大伙千辛万苦地挪到病床上。这是一间六人大病房，每个妈妈身边都有一个小床。川流不止的家属来陪伴和看望，伴随着婴儿的哭声，整个病房嘈杂又温馨。

我看着妈妈穿着紫色的棉袄，戴着醒目的围巾漂亮来到面前，开心地说："妈，你来了啊！"

我妈两眼含泪，却说着："今天太冷啦！"

老公已经请了护工，照顾着我。我妈和老公几乎没事可做，一家人着

心理话

我生格格的头三天，真是兴奋得无法入睡啊！无论是身体的疼痛与恢复，是格格每隔四个小时的喂奶，还是屋内因为胀奶而嘤嘤哭泣的隔壁床妈妈，我的眼睛和耳朵都在灵敏地关注和倾听着。我的情绪依旧亢奋，心情是那么的美好。无论窗外已经狂风乱作，还是大雨瓢泼，病房内的我却耐心，细腻着做着母亲，那是新鲜而伟大的感受，它让我坚强勇敢地面对疼痛，充满柔情地注视着格格，这种心境此生未有，原来母爱能让你忽视整个世界，能将一切化作美好。

急等宝宝。

终于，护士抱着一个婴儿走来，喊着："张楚涵。"

我妈和老公都迎过去，我抬起身子叫："我是张楚涵，格格，妈妈在这里。"

刚刚搂住小格格，护工就撩开我的衣服，在乳房上按了一下说"快！让她吸奶。"

格格的本能超级好，好熟练地开始吸吮。我一边笑，一边忍，她吸得很用力，我肚子就痛得要命。但我知道，她在帮助我子宫恢复，感谢我的小宝宝。

格格睡着时，我就想傻傻地盯着她看，被我妈抱走说："你要多休息。"

我哪里睡得着啊，我就想看着宝宝。我妈来回地看着病房里其他五个小宝宝，有男孩有女孩，回来就对我说："格格真丑啊！"

我不想说话，却在心里想："俗语，丑话让宝宝长得更健康！"

到了晚上八点，我劝一天一夜没睡的老公和妈妈回家休息。老公昨晚将给我顺产准备的红牛巧克力都吃了，看着十分的精神，但我知道他的身体经不住这样的劳累。有护工照顾着我和宝宝，老公和妈妈不需要一直陪在这里了。他们依依不舍地走了，而我内心不再有酸楚，因为有格格与我在一起。

我使劲地看着宝宝的小脸，她睁开的黑眼珠，就像夜里明亮的星星。她也盯着我看，当我轻声地呼唤格格，格格时，她给了我一丝微笑，虽然转瞬而逝，但却湿润了我的眼睛。

这夜，格格多次吸吮奶水，按点吃医院送来的奶粉，吃得很香，睡得很甜，而我依然无心睡眠。格格刚刚一声哭的时候，我摇着小床说："格格，妈妈在！"格格不哭了，继续进入梦乡。

护工对我说："你家宝宝真神奇，好像听得懂你的话呢！"

我欣慰地闭上眼睛，想着如此的呼唤已近十个月了，格格熟悉妈妈的声音，就像妈妈看到格格第一眼时，仿佛哪里见过，似曾相识，如梦如幻。

温馨提示：

女人生孩子一定是痛的，无论是顺产还是剖宫产，只是疼痛的先后不同而已。建议剖宫产的妈妈术后六小时不要讲话，否则麻药的副作用将会给妈妈带来无尽的麻烦。隔壁床的妈妈很开心，不停地和孩子爸爸讲话，讲到最后口吐白沫，腹胀如鼓。顺产后的饮食，休息都较为轻松，而剖宫产却要担负子宫恢复，伤口恢复。但最重要还是保持良好的情绪，将会使你身心迅速恢复，也能很快地投入到养育宝宝的状态中。

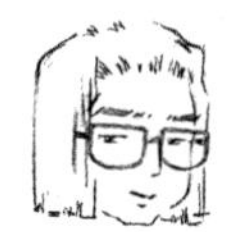

宝宝来了

问值班护士要了个小板凳，我低俯着身子挨着她身边坐下，这张加床显然要比其他的矮许多，我握着她的手看着她。也许是精神亢奋的原因，她的气色还真的不错，这让我很放心。几次她想开口说话，都被我止住，那位主刀医生除了责怪了几句外，还特别地叮嘱过，即便是口渴，也只能用湿毛巾在嘴边沾一沾。

一阵阵医院独有的厕所的味道从我身后飘散而来，就在每次那道小门被人打开的时候，咨询了几次护士，说床位明天就能安排出来。当我带着歉疚跟她讲的时候，她只是摇了摇头，那意思是并不在意。

整个夜里，她问了我两件事，一是宝宝漂亮吗？二是宝宝在哪里？显然对于后一件，我没有跟她讲实话，至少现在还不是时候，我只是故作随意地说，因为加床的缘故，没有地方放宝宝。但是宝宝究竟如何，在我的心里也没有底，我感觉自己从未像现在这样如此地讨厌医生，我甚至整夜都在害怕某个护士会突然出现，摆摆手，或悄声地把我叫出门口。

好久没有这样的熬夜了，但兴奋和紧张让我丝毫都没有疲惫的感觉，我想着到了天明就能有一个干净崭新的床位了，我想着到了天明宝宝就能回到我们身边。

但直到中午，还是不见宝宝，这期间她妈妈过来了，带了许多必备的东西，就是之前我们准备的那个手提箱，除此之外还有两个小盆，是给她洗漱用的；在这期间我请了个护工，之前还有种念头，别人再如何的周到也不如自己家人的细心照料，但后来一位护士跟我说，其实细致是一方面，关键的是专业，生宝宝对于很多年轻的父母都是头一遭，请护工其实也是一个很好的学习过程；在这期间我去楼下预定了两次单间病房，但都被告知已满，至少是两三天内；在这期间我抽空吸了几支烟，还和一位同样刚升级的新爸爸攀谈，之前我们在急诊室见过，不过他老婆是顺产，他抱怨睡了一夜的走廊，因为加床过多连病房都被挤满，我们同样都拥有了一个小公主，他兴奋地阐述着他的理论，生女孩好，至少压力小，并神秘地告诉我，昨晚产房里生的几乎都是丫头，从他满脸奇怪的表情，我能感到他的一丝失落。

在我给家人朋友打完电话，通知了这个喜讯后，宝宝就被抱下来了，那大概是午饭刚过。

她小小的，嫩嫩的，依偎在她怀里，就像是一只雏鸟。

我偷偷地跑去问护士，答复是没什么问题，很健康。

心理话

本想着在产后这两天自己做的会很多，或者希望自己做得更多，可事实上却没那么复杂。不是因为请了个能干的护工，而是她几乎就不怎么需要旁人的照料，没叫过一声痛，直到出院我们才知道镇痛棒这玩意你要就可以给的，也没让人搀扶，此前表哥告诉我要锻炼身体，说她老婆是被他抱着出院的。但我想她也没什么不同之处，肚子上的伤口也不会比别人小多少，应该是精神上的力量支持她能够做到这些，甚至她问“老公你累不累?”要比我问她的还多，良好的情绪融合坚定的信念，这不止帮助了自己，也帮助了家人。

第一次有这种一家团聚的感觉，和我们的下一代，说不出是什么一种滋味，大概我还在混乱着，甚至有些质疑，她是我们的宝宝吗？我的女儿？我们家里永久的一员？至少昨天还没有，今天自己也没做什么准备，甚至忘了刷牙没有洗脸，她就突然出现在了这里，匀畅的呼吸，安详的睡眠，偶尔还会勾动几下的小手。此时此刻，我能确定的一点，我喜欢这样看着她，我希望能永远这样安静地看着她。

PART 27

出　院

February 13

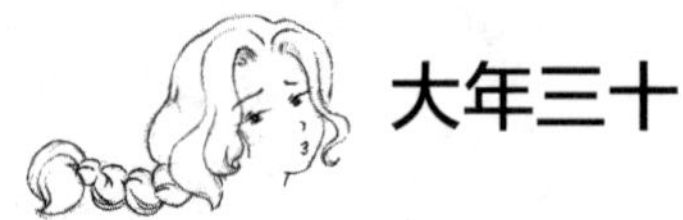

大年三十

产后第三天，我穿着军大衣，头戴棉线帽，怀里抱着小格格，在老公的搀扶下坐进出租车，我们出院啦！今儿，还是大年三十啊！

产后第二天拔掉导尿管，我就自己起床上厕所了。我没有让老公和妈妈或者护工搀扶，毕竟自己更知道痛点在哪里，更好把握。起床时伤口的疼痛让我停顿了一会，当我再次站立起来时，就像一个经历顺产的女人轻松走进厕所，步爷在后面保护着感叹着："嗯，找个当兵的媳妇就是好，这身体多棒啊～！"

1号床位的产妇刚下床就晕了过去，好容易挪进几步之外的厕所再次晕了过去，被大家伙抬了出来。我进了厕所，让老公打开水龙头，无论自己是否可以顺利的小便，有些事情做了还是对自己好。果然很顺利，没有传说中的小便疼痛或者尿不出来，庆幸自己又过一关。

等回到床上，隔壁5床的产妇再次夸奖我："你真勇敢，真坚强啊！"

我笑："你也是，当妈妈都一样。"

5床苍白地笑笑说："这个病房六个剖腹产，我们都带着镇痛泵，只有你没带啊！"

原来是这样啊！我是夜里的手术，当医生问我胎盘要不要，镇痛泵要不要时，还有什么什么要不要时，根本来不及仔细思量这是什么，或者要做什么，统统回答：不要！虽然术后痛得我在床上拧来拧去，但就因为活动量大，体内恢复快，所以早早通气了，我可以吃东西啦。

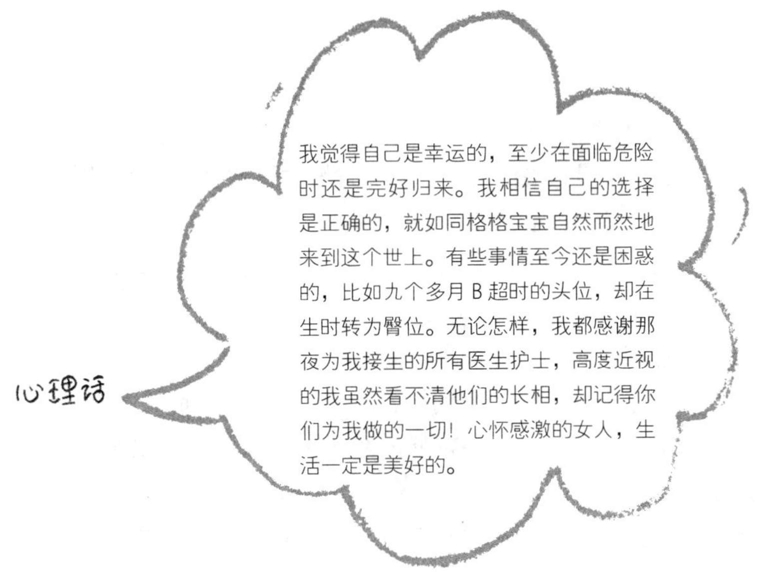

医生来查房，叮嘱我把格格挪到太阳下，说黄疸会退得快些。我看着微弱的阳光，格格粉粉的小脸，心想：宝宝没有黄疸啊，但还是听医生的吧！

医生临走时说：明天可以出院啦！

有些吃惊，这就出院了，我可是剖腹产啊！其实好想出院回家养着，虽然期间步爷给我找了相对安静的两人间病房，但我还是喜欢大病房热闹不愿意再搬，但也确实无法好好休息。而我曾经也在医院工作过，往往如同我一样的产妇至少住七天院呢。

医生说："你子宫恢复得好，回家养着吧！"

我张着嘴巴，心里却开心得想跳。也许是要过年了吧，也许身体真是恢复得快，总之这个大病房，大年三十就我一人出院。

这夜，步爷选择留下来陪我，说："这么多年，还没有分开这么久呢！"我笑，才一晚上啊！一阵暖流进入心里，自从生完孩子后，我的心太容易瞬间融化。想想六年的婚姻，24小时相守，真的从没有分开这么久。无论怎样，老公在身边后，我终于闭上眼睛睡了两小时。之后，又开始亢奋。

出院的这天早晨，格格被护士抱去洗澡，香香地回来。我将散乱的头发编好，穿上自己的衣服，等着步爷办好出院手续回家。

医生又来叮嘱几句说："今天，医院里有奖活动，你被抽中了，我们会免费派车送你回家。"

上午九点阳光明媚，我们坐进出租车里，怀抱小格格，手里还多了一个医院送的小老虎。路上车辆很少，一路的绿灯，而我从肚子瞬间小了后，眼睛就找到了归处，一直就傻傻盯着格格看，无论她是睡着还是醒着。

到家后，我闻到家里熟悉的气息。走进卧室，一切都和走时一样，只是窗台上的花筒里多了一束红红的康乃馨，激动地对步爷说：谢谢老公啊！

七点半，我们一起看春晚。至于春晚演了什么，唱了什么，我都记不得了，反正我的魂早就被小宝宝勾走了。到了夜里12点，震耳欲聋的鞭炮声响彻整个上海，我早早将睡得香甜的格格抱在怀里，对她说：格格宝宝，新年快乐！

温馨提示：

选择剖宫产的妈妈们，无论是否是有准备的，还是无准备的，如果想身体恢复良好，尽量还是要靠自己的力量来抵制疼痛，就会如同我一样早早地拔掉身上所有东西，子宫恢复得相当快。如此，你身体承担的伤口，体内的各项机能运转，都将以最快的速度给你惊喜。而前期十个月的心理准备，在这时会发挥强大的作用，指引你勇敢，坚强地面对术后的一切，甚至是激素紊乱引发的情绪波动，胀奶之痛，新生儿的养育等等整个产褥期。

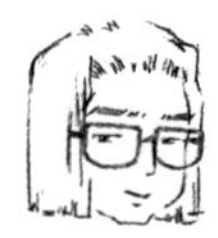

医院三天

和我想象的有些不一样，多人的病房就像个大家庭，之前考虑过的，乱点儿、吵点儿这些缺陷的确在所难免，但呆了段时间后，倒是觉得更加温暖。我因此也抵消了一心选择单间的念头，正如她所说的，这里比较热闹。

六个床位，六个不同的家庭，离开的，进来的，看着刚搬来的早上还忧心忡忡，到了下午就满怀欣喜，就如几天前的我们一样。

事实上，大家交流了很多，比如生产的经历，是奇遇还是遭遇，比如产后的感觉，在生理上的还是心理上的，比如宝宝的长相，是小新还是小丸子，比如家里的男人都做了些什么，是甜蜜还是抱怨。而几个不善言谈的爸爸，就在一旁用心地听着，偶尔会面露喜悦的，瞥一眼躺在小床里的宝宝。

事实上，宝宝们都很听话，只是偶尔哭一嗓，那一定是有什么需求没达到满足，你只要细心地观察寻找就好了，先排除生理的，大致两件事，饿了，或拉了，再排除心理的，害怕，或烦躁，只要抱抱就好了，当然正常情况下就是如此。在外面抽烟的时候，我常和爸爸们这样讲，只是有位身高一米八多，满脸胡子的老兄给出过不同的想法，“你好厉害啊，我到现在，还不敢去抱宝宝。”“那就没法子了，你只能打打下手。”我说，“或者，想办法克服你对他的恐惧。”

大概其中一个晚上我没有在，那是在她极力劝说下，好吧，也该让护工做点什么了。事实上，我倒认为自己做的要比这位阿姨更多，她只需要现场指导就好了，比如如何换尿布，如何知道宝宝饿了，如何以正确的姿势喂奶，如何送入奶瓶，如何拍嗝，如何拔奶瓶等等。尽管这些教科书上都有，尽管一些技法基本相同，可一些细节，一些变化，一些突发的情况，还是会让人手忙脚乱。所以我早早地就跟这位阿姨讲，你只需要把你所了解的，需要注意的，尽可能地告诉我就好了。

就是这样，大家分工明确，她妈妈照顾她，我照顾宝宝，护工在一旁指导或帮忙，我们顺利的甚至平静地度过了三天。

不敢想象这段印象里会十分艰苦的日子就这样轻松地结束了，甚至当护士跑来告诉我们的时候，大家的反应都是，“啊？这么快?!”不敢想象自己对医院也能产生依恋的感觉，就在我打开车门转头看那二楼的窗口的时候，我肯定自己不会希望在这里再待上几天，我也肯定自己没有喜欢或是爱上这里，我只是觉得这个地方意义非凡，我想下次说不定我会拉着格格和她妈妈的手，故地重游一番。

心理话

我们不能把医院想成家，也不要指望这里的条件会有多好，哗啦啦的塑料软帘挡不住多少的隐私，夜里因为饥饿而哭闹的临床宝宝，也不会让你睡得有多安稳，还有电动吸奶器那频繁的哒哒声，甚至还有某位产妇因刀口疼痛引发的不断呻吟，这里有太多的东西会扰乱你，但前提是你过分的关注这些的话。或者，你需要转移下视线，一个善意的微笑，一句温暖的关怀，一次无私的帮助，床头熟睡的宝宝，母亲或婆婆忙碌的身影，还有瞪大了疲惫且充满了血丝的双眼此刻正注视着你的爱人，或者一切就会变得不一样，做好艰苦奋战的准备吧，加油诸位！

我低头看了看怀里熟睡着的宝宝，又看了看后座上的她，她是被几位帮忙拿大包小裹的阿姨簇拥着下来的。她很轻松，轻快的呼吸，自在的坐姿，就像我们半年前在公园的长椅上一样，她此刻正透过车窗，看着车外湛蓝的天，带着充满喜悦和期待的眼神，或者是早晨的空气格外清新，或者是今天我们被抽中了有专车接送，或者是在病床上被憋得太久了，或者是我和格格就坐在这里，或者是马上我们一家三口就会真正意义上的团聚，不是在医院，而是在家里，或者是晚上我们可以躲在温暖被窝里，共同迎接除夕。

温馨提示：

生产前要提前想好宝宝的名字，一男一女，因为在你住院的几天中，医生会叫你填写一张出生证明，那上面的名字就会是宝宝今后户口上的名字了。虽然吸奶是每个宝宝天生就会的，但仍需注意，不管是奶瓶上的，还是妈妈身上的，第一次吸奶的方式方法都很重要，因为小家伙会将这次经历的感受深刻记在脑海中。

PART 28

做快乐的奶牛

February 17

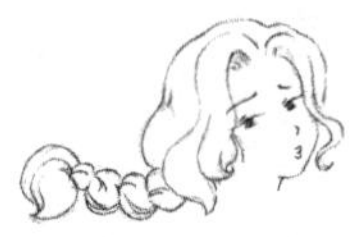

世上最贵的吸奶器

步爷去买吸奶器，却空手而回。我惊讶地问：怎么没买呢？

他嘿嘿地笑："卖东西的阿姨说了，最好的吸奶器是——人！"

我想要进一步证实："谁？"

步爷拍拍自己的胸膛："我！"

我坐在床上，怀里抱着格格，仔细端详着面前一脸坚定却幸福无比的男人。心想吸奶器的工作量很大的，对步爷热情参与有些怀疑，他能行吗？而那份怀疑是如此短暂。

格格刚抱到我怀里时，就砸吧着小嘴使劲吸奶，每次都很认真，很满足的样子。病房里的所有妈妈都羡慕我是剖腹产还有那么多的奶水，我笑着说："只有几滴奶啊！"妈妈们吃惊地说："啊？那你家格格也没有急哭了，看她嘬得那么用力，还以为你奶水很多呢！"我心里却想着，格格一直在帮助妈妈子宫恢复。

出院回到家后，坐月子的日子就开始了。妈妈每天都按照产前准备的食谱给我做饭，黄酒驱除上海阴冷的湿气，杜仲为了以后腰不疼，酒糟鸡蛋补充营养并下奶。终于我在回家后三天开始胀奶。

在奶水不够的日子，都是步爷给宝宝喂奶。我妈曾经表示过疑问是不相信她还是嫌弃她，我笑着说："爸爸自己做这样的事情才好！"

步爷喂格格时，先将周围的环境布置好，有小奶巾，小湿巾等必需物品。将手机里的音乐调试到宝宝在腹中常听的那首。在柔美的《薰衣草天

心理话

母乳喂养的宝宝真的很健康，就如我的格格像风雨里的竹子，健康而快乐地成长！母乳喂养，会有良好的亲子关系，那是一种来源于自身浓浓的血液转换的奶水，宝宝在整个过程中所获得一种超强烈的安全感。如果你可以母乳喂养，请为宝宝坚持，也许你会睡不好，也许你会疲惫，当看到宝宝最终从你这里获得优质免疫力和抵抗力时，她所拥有的健康体魄会使妈妈产生强大的自豪感和满足感，你为宝宝所做的一切都将有所收获，只为天下母亲首要一个健康的孩子。

空》下，他抱着格格笑着说："宝宝，爸爸给你喂奶啦。"这时的小格格，经常会睁开小眼睛，给爸爸一个短暂却甜蜜的笑容，它能瞬间击垮这个刚毅男人的心里防线。那段日子我经常看着他们父女喃喃私语，也经常看到步爷扭头，含着眼泪说："值啦，一切都值啦！"

宝宝喝完奶，步爷将她竖起来，噼里啪啦地一顿拍，往往这样的拍嗝会持续很长时间，直到我说："好了，宝宝都被你拍碎了"，他才停下手来，还说："我很轻的，这样宝宝就不会吐奶了。"也许是宝宝天生胃部发育很好，也许老公确实很用心，所以格格几乎不曾吐奶。

当老公开始做吸奶器的工作时，我几乎忘记了我们正在经历传说中的开奶之痛。妈妈有过惨痛的经验。当年我嫂子生完孩子后，奶水堵塞，整整一年时间都在治疗乳腺疾病，中医西医且不说各种复杂的治疗方式，嫂子白天夜里都疼到流眼泪。孩子一口奶也喝不上，自己也非常的痛苦，家里所有的人跟着担忧。妈妈将自己担忧告知我们，甚至希望我不要有奶水，一滴奶没有才好。而我一直殷切地希望亲自喂养宝宝，所以期盼着奶水早早畅通。

当我感觉到胀奶时，老公用他的双手开始从胳膊向乳房部按摩，当摸到小小结块时就轻轻地揉，接着他轻描淡写地着说："吸奶器要工作啦！"

我就开始狂笑。他非常认真，非常冷静，我笑的时候他还会说："认真点！"说实话，抚摸是痛的，开奶更是痛，但所有的疼痛在面对这个男人时全部烟消云散，此时，我相信微笑的力量，它可以战胜一切！

如果我感觉到乳房稍稍的痛点，我妈和老公就开始紧张，用发酵好的面糊在整个乳房上，直到干透，这是民间常用的疏通奶结的方式，至少对我很有用。

终于，我的奶水畅通了。听到格格发出咕咚咕咚的吞咽时，我知道自己的奶水已经够她喝了。看着满足后格格安静睡着的小脸，老公总是抚摸自己的腮帮子感叹地说："宝宝，都是爸爸的功劳哦！爸爸是世界上最贵，最实用的吸奶器！"

从此，我顺利地将格格母乳喂养坚持到十四个月。

温馨提示：

充足的奶水和情绪有关，心情好，奶水自然充足。曾经有一位妈妈和婆婆前夜发生矛盾，第二日一滴奶都没有了，看着宝宝着急地哭自己也跟着哭。所以，除了一些可以丰盈奶水的食物之外，妈妈们要做的就是保持良好的心情，奶水最终会源源不断地从你体内涌出，为宝宝做一个快乐的"奶牛"吧！

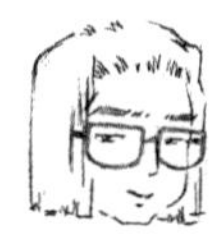

尴尬的工作

这两天的心情就像过山车，总是一波刚平一波又起，每当你觉得，哦！这件事情总算是过去了，总算是没什么危险了，总算是开始有点掌握了，其他的事情就会接连不断地找上你，而我却甘之如饴。

我更愿意将其中的大多数，归类为技能的掌握，而这些技能仅限于一段时期的应用，恐怕之后就再没机会触及，就比如，怎样下奶。大概在医院的时候，我就领教过其过程的凶险，或许之前我对此实在是没多少概念。一道紧闭的拉帘，伴随着撕心碎肺般痛苦的声音，有的时候，你可以叫，一个人在空旷无人之处放声的大叫，那是种痛快，但有的时候，你想叫，却要强忍着，强忍着那种爪挠般的疼痛，直到忍无可忍，发出那么丁点儿的声音，就像是从牙缝里硬挤出来的一样，那就是痛苦。

我是个男人，我无法想象那有多疼，但我知道那一定很疼。据她妈妈讲，至少比顺产生孩子要难受很多。可至于如何降低这种痛苦，办法倒也简单，奶下来就行了。于是各个派别的下奶方式应运而生，分属莲花白派、柚子皮派、发面派、掌揉派、推拿派、直吸派，但究竟那派的功力更加高深，就无从定论了。

我便是怀着这样的心情站在了药店的柜台前，一位头发花白的老医师向我介绍着，吸奶器共有两款，手动的和电动的，前者力道大，效果佳，但费力，后者则相反。

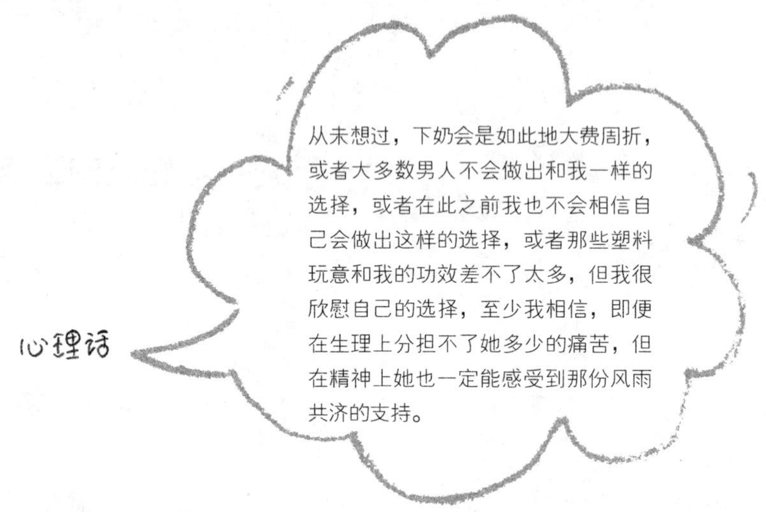

当我拿过这件漏斗状的塑料小东西的时候，有些迟疑，在我看来这跟抽真空的卤牛肉似乎是一个道理。“这有啥副作用没？”我问。

“副作用倒是没有。”透过老花镜的那双深邃的眼睛似乎看到了我的内心，“小伙子，如果你想效果好，最佳的办法是人吸，没那么疼，而且快。”

“哦，是吗？”我能明显感觉到自己那双正拼命眨着的眼睛，这的确是个不错的建议我想，或者让小不点儿去做这件艰巨的工作，又或者是……而当我和她的眼神再次对撞的时候，我明白了，她说就是我。

好吧，来不及经历太多的思想斗争，我下了最终的决定，能减轻她些许的痛苦，这些算不得什么。

当我回家说出空手而归的原因时，如我所料，她妈妈拍着我的肩膀哈哈大笑，她妈妈说她也知道的，只是不好意思和我讲。

接下来的过程持续了一个多小时，在这寒冷的冬日，而我却满身大汗，紧张的汗，羞怯的汗和劳累的汗。当我揉着有些麻木的腮帮子的时候，我才知道，格格的小嘴还真有力道，至于按揉到什么程度算好，我也明白了，就是拿烟的时候，手会不自觉发抖。差不多到这个时候，我都会指指格格说：“现在该换她了。”

几天后，在我们父女俩的不懈努力下，奶水喷涌而出，健康并带着喜悦喷涌而出。看着格格在她怀里汩汩地吸吮，那感觉从未有过，幸福如丝丝细雨从天而降，畅快淋漓。

温馨提示：

下奶的确是件麻烦事，一点儿不下不行，会堵住乳腺，当然除非没奶，要知道乳制品的保质期可没有多久。相反，下的太多也不好，宝宝吃不了，剩下的又流不出，结果也会变得和前者一样。因此，一些下奶发奶的药品和食品，千万不要在奶水还没有出来之前去应用，否则只会适得其反。

PART 29

出门了

March 10

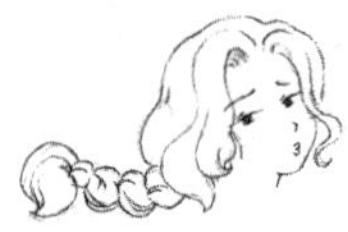

宝宝满月

格格满月时，我被妈妈鼓动着为宝宝剃胎毛。我妈说头发少的孩子剃得越频繁毛发长得越密集。虽然我常安慰自己“贵人不顶重发”，但还是预约了师傅在这天为宝宝剪去柔软的胎毛。

我妈抱着格格，格格非常安静地配合着师傅，老师傅熟练而快速做完一切，抱起格格给我看时，白白的光头衬着小脸更加圆嘟嘟，我笑着说：“再也不给宝宝剃头了！”

宝宝满月这天，我终于可以洗澡，彻底的刷牙，梳头，畅快的说话啦。我乖乖听从母亲的建议，坐月子的禁忌我都遵从，目的只有一个：为了以后的身体健康，我忍！

但我还是流了几许眼泪。大年初一，我妈说给我爸打个电话吧，我轻轻地吐出几句：“我会哭的。”我妈不解地说：“这娃，给你爸打电话哭啥？”

我刚听到我爸的声音就哭了，呜呜地说着自己很好，宝宝很好，您别惦记的话。谁知我爸在电话那头也哭了。在我的记忆里，我爸曾是军人警察，是坚韧伟岸顶天立地的男人，我头一次听到他哭时，酸楚地感觉到心好痛。我爸只是叮嘱我好好休息。虽然没有太多言语，我却从骨子里感受到父亲牵挂。

我妈却在笑话我们爷俩，尽管她的眼里也冒着泪花。也许人生有很多很多的事情，生孩子只是小小的一件，但却在经历过那种生死相依或是彼此牵挂后更觉刻骨。反正，我是哭得稀里哗啦，想起我爸，念着他的哽

心理话

对于坐月子，已经有很多突破，不再像以前那样太多的禁忌，却也不能像欧美女人那样放松。我们的人种不同，生活环境，饮食习惯，甚至产道都与她们不同，所以科学的对待月子期间一些能做的和不能做的，都会给自己带来一些好处。而几乎所有妈妈们甘愿突破习俗，解除禁忌的想法如果只是嫌麻烦或者受不了，本身就是内心烦躁的一种体现。如果一切都是为自己身心着想，还有什么不能忍，不能承受呢！总之，想着为自己，为孩子，为将来的家庭，如此的心态更能帮助我们顺利度过产褥期。

咽，我就呜呜。我妈喊着："这娃，以后眼睛会疼的。"我立刻止住，过一会又想起又流泪。

我妈不要我说太多的话，说自己当年一人生我时太兴奋，对着来看望的人讲了很多话，以至于后来话说得太多腮帮子就疼。她叮嘱我的职业是用嘴的，这时一定保护好。坐月子期间，我说话几乎是哼出来的，奇怪的是每个人都能听得很清楚，这就是彼此的了解吧。

我妈一看到我弯着腿坐在床上抱格格，就喊："小心以后腿疼。"我立刻将腿打开平直地躺下。我刚刚抱着格格有一会，我妈又喊："好了，给我抱，别以后胳膊疼。"我又乖乖地把孩子递给妈妈，坐在床上看着我妈用陕西话逗格格："你是格格，饿说你是（给给）！"

刚开始给宝宝洗澡时间，是全家情绪最紧张时刻。我妈不主张给宝宝天天洗澡，我却要坚持，只为了宝宝身体好！筋骨活络之后，睡得也香。我妈气的每次都说："饿不管啦！天冷得跟啥似的，娃感冒了，看你咋弄！"掉头就走！每次在我们准备好洗澡水后，我妈又进来帮忙了。我妈心疼我累着，也心疼格格，又拗不过我们，最后彻底妥协啦。只要看到格格躺进水里开心的样子，我妈就撅着嘴逗格格："看饿娃，也知道咋样舒服哦！"

格格洗澡很乖。抱到床上擦洗之后，抹上润肤油按摩，这样会增加宝宝的自信和安全感。再搽上屁屁膏，防止尿布疹，最后给小脸抹上郁美净，防止湿疹。这一切做好后，穿上干净温软的小衣服。我特别在一堆柔顺剂里精心挑选属于格格的味道，在每次洗衣之后进行浸泡，衣服干爽之后穿在宝宝身上，会让她的嗅觉记住这个美好的气味，给予她充足的安全感。有些温暖的气味过了多少年都会印刻在我们脑海里，这是我送给宝宝最美好的一种记忆。

格格出淡淡的黄疸时，抱到阳台上晒了两天就好了。格格的湿疹几乎没有，小脸一直都白白嫩嫩的。格格的饮食很规律，四小时一次。格格夜里睡得很香，从未哭过，九点半后就像被催眠似的，到了早晨八点多才开始嗯嗯呀呀的发声。有时，我会偷偷睁开眼睛观察宝宝，只见她悄无声息地对着天花板笑。我总是会吃惊地看着她感叹：格格宝宝怎么这么乖呢？

我妈带过的几个孩子都是费劲的，包括我在内。以至于她对带婴儿产生的担忧：啥时候才能长大啊！可是，格格给了我妈一个全新的认识，以至于总是感叹：这娃，怎么就不哭呢？而格格给我们的惊喜却不断继续……

温馨提示：

宁可相信有的，也别忽视可能会发生的，反正就一个月。为了顺利生产，女性体内本能地释放松弛素，如果你摸摸自己，会发现身体的每个地方都比往日柔软，骨头都是松的。坐月子期间，激素水平在紊乱期，骨头在收紧，子宫在恢复，全身的机能都在调整中，此时千万不可大意。至少，我看到很多与月子里落下病的案例，小心照顾自己，为未来的身心健康多做一些努力。

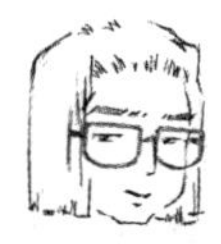

宝宝，对不起

我是个谨慎的人，一件事如果有半数以上的风险我就不情愿去做；我是个谨慎的人，一道菜要放多少的盐、胡椒，如果有可能，我会用量勺去细致地测量，怀孕时她吞咽过的每个苹果，我也会在选购过程尽量保持大小一致；我是个谨慎的人，如果能乘地铁，我绝不会选择公交，在交通拥堵的上海出行；我是个谨慎的人，当坐在民政局的椅子上，满脸通红地翻遍所有口袋也找不到户口本半点影子的那一刻，我不知道对她如何开口。

生活就是这样，每天在不断重复着前一天你所做的事，简单的、复杂的，或许你会对一百件复杂事已熟练到不差分毫，可往往错误却更容易隐藏在那些你自认为简单的事情中。在我们耗费了一个多小时，辗转回去取那本该死的户口的过程中，她看着不断挠头解释的我却一直在笑。如果有人告诉你，随随便便的三五分钟就办了结婚登记出来，那一定不是实话，傻瓜才会不重视。

但面对家里的这个小宝贝，却让我真的有些怀疑，自己可能就是个傻瓜。

就比如撅着屁股给她洗澡，那是每天都要做的功课。搬进屋半浴盆的温水，滴上几滴沐浴露，再用手搅一搅，准备工作就算完成。然后迅速地将她的衣服脱掉，一手托着屁股一手托着头，小心地浸到浴盆里，往往小家伙在这时候都会表情惬意地看着你，就像躺在沙滩椅上享受着迎面吹来的海风，玩得兴起，她还会奋力地踹几下那满是嫩肉的小腿，然后得意地欣赏溅得四处都是的水花。就算是仅仅为了她这副休闲的表情，开心的模样，我都情愿累折断我那不争气的腰。可这次换来的却是哇哇大叫，我还没来得及搞清所以，就有人提醒说，“你水放的太烫了。”我想这低低声音是为了避免增加宝宝更多的恐惧，于是慢慢地将她抱起，一面安慰着拍着，一面和刚刚说话的人商量，“要么，今天就不洗了吧?”

“不行，今天要洗不成，以后会很麻烦。”太太很坚定。

“哦，是啊!”我即刻恍悟，假如就这么算了，恐怕宝宝对浴盆的糟糕印象就会形成，哪怕仅此一次，而且时间越长就会越深刻，这恐怖的场景很可能在她的小脑袋里挥之不去，并被反复琢磨。

“格格你看。”我转身拿了盆冷水过来，“刚刚是爸爸不好，爸爸怕天气凉冻着格格，就多添了些热水，是爸爸错了，你能原谅爸爸吗?”我无法确定她是听懂了还是没听懂，但我发现她此刻已经冷静了下来，并认真地看着我，准确地说是我手里多了的那个盆。

好吧，我正希望你对此感兴趣，“格格看，爸爸给你变个魔术。”我说着将冷水缓缓地注入，而她盯着咕咕冒出来的水泡似乎入了神，尽管还有

心理话

对于大多夫妻而言，照顾小宝宝都是头一遭，没有经验，手忙脚乱，你得允许对方犯错，同样也得允许自己犯错。一旦宝宝受到伤害，互相指责或是急着推脱，都解决不了问题，简单的安抚了事，不过是下下策，重要的是，得让宝宝了解伤害的来源，怎样去避免，如何去面对。若是你认为他们太小听不懂，那他们就一定听不懂，甚至听不到，换来的也许就是下一次的哭和闹；若是你去诚心地致歉，细致地讲解，也许是一个表情，又或者是一个眼神，最少这两样他们能接受得到。

滴硕大的泪珠挂在眼角。

“哦，现在舒服了，好舒服啊！”我几乎把整个胳膊没进了浴盆里，慢慢地滑着。

“格格，也来试试吧！你看，爸爸好舒服的！”妈妈也及时给了她鼓励。

直到她不再拒绝，才慢慢地把她放进了水里。这次换成妈妈放，先是脚，然后是腿，跟着是屁股，一点点的，慢慢地放，并不断地鼓励着。很快，格格就又适应了，就像刚才的事从未发生过一样。

“哎呀，今天对不住我姑娘了。”夜里，我躺在床上感叹。

“少洗一天倒也没关系，就怕以后——”

“是啊，还好格格很快就适应了。”我想这次不是我们做得好，而是这位刚接触了不到一个月的朋友配合。

“老公，下次可要小心啦，你要是再把我格格烫着，我就跟你没完，哼！”

“嗯，要是还有下次，那我就自行了断了吧！”

温馨提示：

给宝宝洗澡除了要调节水温外，还需注意避免耳朵进水，如果将耳朵全部没入水中倒是没关系的，还有不要时间过长，哪怕只是涮一下也好，另外洗澡时的情绪也很重要，要善于发现问题并及时解决。对于水温的测试，不要用手，而是前臂内侧的皮肤，当然温度计也可。

PART 30

宝宝与职业

April 12

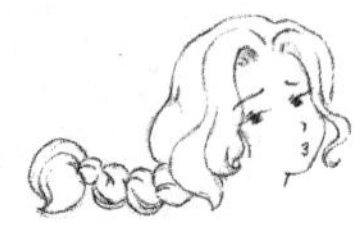

我开始上班

我妈回家乡了。当我们的生活步入正轨后，我妈觉得自己每天并没有多少要做的事情，于是内心对我和格格的关注开始转移，惦记我的父亲，操心哥哥和他的儿子，整日念叨着没人照顾的爷爷儿子和孙子。我心疼母亲那没完没了的牵挂，就如同对我一样，而我在这年身为人母之后更能体会母亲那份牵挂，在我和老公的劝说下母亲回家乡了。

我老公送母亲走，我抱着格格坐在她睡过的卧房里，鼻尖里闻到属于妈妈的独有香气，静静地流下泪水。那是一份无奈，也是一种思念，犹如妈妈生日时我写给她的那封信里所说：如果生命可以再次选择，我再也不愿意离开你们如此之远，在你们需要的时候守候在身旁。我对着咿咿呀呀的格格说："格格宝宝长大了，不要离开妈妈哦。"话是自私的，但却透着无限的期待。我妈每次听到这样的话就撇嘴："不由你！娃要干啥就干啥，当妈能说啥。"每次我都微笑着，心酸着。

妈妈走后，我们一家三口的日子算是真正地过起来了。没有任何不适应，也没有任何波澜。步爷做饭，我看宝宝。我们喜欢挤在卧室里陪格格玩，宝宝一点点的变化都能让我们评论很久。这样的日子是我今生从未有的放松，不用自我约束，不用天天向上，全心又安心地体会宝宝一天天的变化，我和先生的眼睛实在无法离开这个可爱的小家伙。

产后 42 天，我抱着格格去医院做产后的体检，我和宝宝全部健康良好。而从这天开始，我的工作就开始了。妇婴医院的医生请我回去给准妈妈们讲

心理话

宝宝出生后的每一个第一次都很重要。它考验着我的心理素质，格格的适应能力。生活不会再像往日简单重复甚至一成不变。一切都在变化着，重新适应着。一人上班的路上，我依靠着宝宝的视频和相片堵住我疯狂的思念，却依然坚定认为生命是如此多姿多彩，没有思念，没有泪水，没有牵挂的生活，怎会有超强的幸福和惊喜呢。我享受着有宝宝的生活，依旧积极向上，信心满满。

心理课，《孕味》也开始向我约稿，我自己的心理咨询工作也需要进行。

当我写稿时，我会告知小格格我要做什么，直到格格露出灿烂的小脸才放下她。格格躺在身边的沙发上，两只胖胖的小手互相拍着，就这样安静地等着我。偶尔看她时，给我投来一个微笑。

去办公室做咨询时，我们一家三口出动。步爷和格格坐在外面，格格静悄悄地睡着笑着或玩着。我惊喜宝宝如此乖巧，如果不是乳房瞬间喷射提醒我宝宝饿了，几乎忘记守候在咨询室外的不只是老公一人，还有我的孩子。咨客走后，我抱着格格喂奶，身心舒爽，至少我是幸运的，上班还可以带着宝宝。工作结束后，我们抱着宝宝一起走在回家的路上，这种感觉不似往日和老公的牵手，那是二人浪漫的温情，如今，这份完整的感情让我们的回家之路更加温馨。

而我认为最艰难的事情，但对步爷来说根本不是问题，是我一人外出讲课，父女俩守候在家里。从离家到回来要漫长的四个多小时，我深刻体会到了成语“归心似箭”的意义。我那想象力丰富的脑瓜里不断闪现着格格宝宝的哭声，步爷的一脸疲惫和慌乱。可当我打开家门的那一瞬间，他们站在客厅里对我笑。我扔下手里的东西，奔向他们：“格格，妈妈好想你！”随即打开衣服叫格格：“宝宝，快来帮助妈妈哦！”

当胀胀的乳房恢复到柔软时，我关心地问步爷：你和格格在家做什么呢？

步爷骄傲地说：我们听音乐！

温馨提示：

妈妈们都要遇到这个问题，就是产假结束，与宝宝分离。现实也许有诸多无奈，但我们却是宝宝的最佳榜样。所有妈妈在与宝宝分离的时刻，都会或多或少产生焦虑感，担忧，甚至心酸。这些情绪无需解决，只需要深深体会，接受它因为你爱着小宝宝，努力着工作，努力着思念，才能将我们的爱无限延伸，从眼神肢体到语言都能被宝宝感知到。

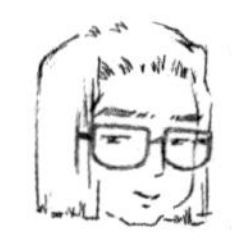

带宝宝上班

经常会有人问我，谁帮你们带孩子？我说，没有。没叫老人吗？没有。没请保姆吗？没有。那怎么可能?！真的没有。

这种感受差不多一个月了，就在她妈妈走了之后。老人该有自己的生活，平静安逸的生活，不能被打扰过多，这是我向来的主张。于是，她在的时候，我们能做的都会尽量去做，为的是让这位倔强的老太太放心地回去。

其他的事都还好说，比如做饭，大人的饭和宝宝的饭。老婆也曾问过我，要不要请个保姆？我说自己可以。至少一年前我在就已经做足了打算，我愿意花费三年的时间，专心陪伴宝宝，直到她上幼儿园，而在此期间一切的工作都会为格格打开绿灯，甚至放弃。当然，这可不是我一时兴起的决定，做心理这行久了，了解的、看到的有很多，如果不这样做的话，我想我会深感不安，因为我深刻的知道这段时间的陪伴对于宝宝的成长是多么的重要，即便是付出一切，也都是值得。

事实上，真的没多大问题，而且我也没感到有多么辛苦。一家人一起逛超市，天不算冷的时候，带上格格去菜市场，回来她陪伴宝宝，我进厨房做饭，到了半夜，在每次喂过奶洗好瓶子后，不忘了站在阳台上看着深邃的夜空，点上根清醒烟。

唯一不好想象的就是上班，在接待了几个客户后，我们得到的结论是，格格总是在我们需要的时候，表现得比平常更好。有时要一个半小

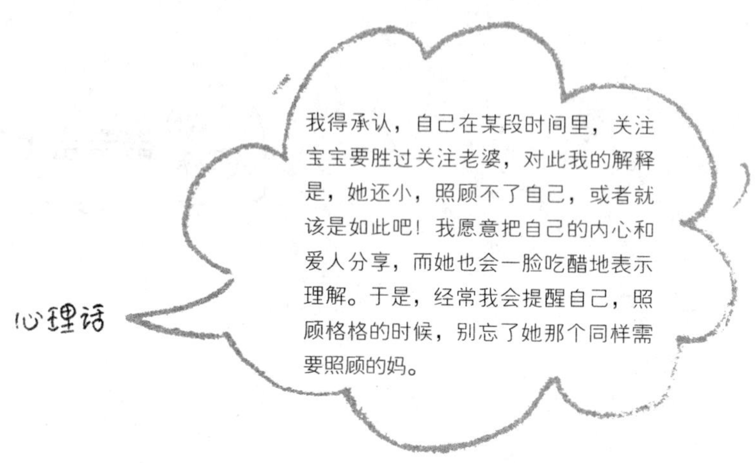

时，有时更长，但咨询室里却平静地如从前一样。或者这和她妈妈所做的有关，在每次咨询前，她都会蹲着身子和格格耐心的商量一番，“妈妈要去工作了，你在这里乖乖地等妈妈好不好?”“妈妈一忙完，就出来陪格格，好吗?”“妈妈会很想格格的，格格也会想妈妈吗?”在这个时候，你非常有必要，将接下可能出现的情况提前预告给宝宝，当然，这免不了会启发她丰富的联想，甚至引来哭闹，可这总归要比她身临其境时手足无措的找不见你要强得多，至少你会给自己机会和她商讨，就如同一切真的发生了一样，跟着，一旦协商成功，当宝宝再次面对现实的时候，就会平静许多。而格格，几乎每次都会表示认同，然后张着黑黑的大眼睛，目送着妈妈缓缓地离开。

剩下的，就是我的工作。通常我会在包里备上些小玩意儿，或是用手指跟她做一些提高注意力的小把戏，或者抱着她出去四处转转。而她对周遭的每一个人和事物都是那么的好奇，仔细认真地看着，而我也会假想着，如果这个小家伙会说话，那她会问我什么样的问题，于是，开始一一地给她解答，直到她看得累了，趴在我肩头憨憨地睡去。

我喜欢在她睡着的时候，仔细地看着她，目不转睛地看着，好像少一眼她就会不见了一样。我感觉看着怀里睡熟的她的时候，自己就像个呆头鹅，攥紧拳头的小手，忽闪忽闪的鼻息，还有红扑扑的粉嫩脸蛋，哪怕是一个微微的动作或表情，我都会呵呵地傻笑。我相信，这是我在那段时光里，所能体验过的最幸福的事。

温馨提示：

在注意力方面，男宝宝更喜欢物件，玩具往往能吸引他们更大的兴趣，而女宝宝则偏爱观察周围的人，动作、行为、语言，特别是表情，或者一个搞怪的鬼脸，就能让她们欣悦开怀。

PART 31

孕产哺乳期结束啦

April 11

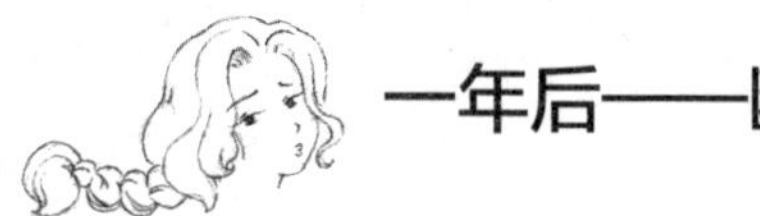

一年后——断奶

4月11日，春天，小区的杜鹃花开满了院子，我决定在这天给格格断奶。在决定这天断奶之前，我考虑到了春天断奶的好处，此时不用担忧格格的营养不良和天气影响。因为她什么都喜欢吃。我对断奶这件事情有着一丝忧虑。都说断奶时小孩子是最难缠的，不适应，烦躁，哭闹是正常的。而过来的妈妈们教了我很多方法，比如说在乳房上涂满辣椒或者紫药水，这个方法在心理学上称为厌恶疗法，或者狠心离开宝宝两天。这些方法显然都不适合我和格格，而最糟糕的现实是根本就无人来帮助我们。若我走了，留下步爷和格格，我会牵挂的。我们决定好了，一起应对格格的一切不适应，不走，不涂辣椒，准备两个人瘦三十斤，全当是精神减肥。

当所有的心理都准备好时，格格却给我们出其不意的惊喜。

自从我奶水丰盈以后，格格不再喝奶粉。为了断奶我曾多次给格格喝奶粉，她都拒绝。谁知，在断奶的前三天，她开始自己指着奶瓶和奶粉说要喝。我不敢相信自己的耳朵，格格咿咿呀呀地再次确定要喝奶粉时，我一边喂奶一边流泪。

三天后的这天，格格再也没有碰过我的乳房。她会盯着我的胸部看好久，小舌头在嘴边砸吧着。这时，总有一种冲动想将宝宝再次拥进怀里，不要受着分离之苦。

白天的格格依旧像往日般快乐，没有任何的不适应或者烦躁哭闹。这种平静持续到了晚上九点，格格听着手机里的音乐喝完奶乖乖地睡去。我

心理话

我认为断奶是我和格格最后一关，之前所有的预想和担忧虽然没有出现，却再次给我一个无比坚定的信念：你若相信，一切都会如你所愿。我为格格做的情商培养，在怀孕期就开始了。长期从事的心理化教育经验让我再次相信：妈妈所努力的一切，宝宝最终会给你金色的收获。虽然我的身体会在此时虚弱，却丝毫不会影响我的情绪，我能够感受幸福并且无比骄傲。

也虚弱地躺在床上。虽已能说哺乳 14 个月了，但奶水还是很多，一天没有吸吮的结果就是乳房胀得像石头，碰一下都很痛。而停经两年多的我，很戏剧性的在这天如血崩般来到。

夜里两点时，格格哭醒了。这是她生下来到今天为止第一次夜里哭，她在黑暗中摸索着我，我却退了再退，嘴上说着让自己都心酸的话："宝宝，妈妈的奶奶生病了，不能再吃咯。妈妈抱着你，妈妈爱你！"格格委屈地哭了一会再次进入睡眠，我坐起来发现床单血迹，心里无比酸楚。

第二日，我的乳房更加坚硬如石，依然选择起床，和格格迎接新的一天。这时，小区里的阿姨带着宝宝来看我们，担心我们小两口被格格搞的慌乱说来帮帮忙。进入我家，发现一切还是那么的井井有条，三人都很好，除了我脸色苍白。阿姨惊讶地问："格格算是断奶了吗？"

我露出无比幸福的笑容说："算是吧，她很乖很乖。"阿姨本就知道格格非常的懂事，这件事更让她惊呼这个小宝宝是个天使。

三天后，我的身体恢复一些，才给我妈打电话，我妈说怎么也不说说害她担心。我说格格一切都好，就我的身体不是很好时，我妈撂下的一句话让我挂了电话狠狠地哭了一场："断奶都是娃难受，把你给忘记了。"那时好想说一句：你都不管我。又咽下去，这是我自己选的人生，我要为自己和格格撑起一片天空。

格格断奶非常成功，我只瘦了十斤，虽然距离当年理想体重还有一些距离，但已经相当满意。步爷一点没瘦，他的精神减肥彻底宣告失败，但却在格格睡去之后对我感叹：“我姑娘咋就这么乖呢?”步爷又开始做刷奶瓶的工作，听着厨房传来他一阵阵的歌声，我幸福地望着熟睡的宝宝想：格格，你还要给妈妈多少惊喜呢?

温馨提示：

妈妈们选择断奶的时间最好是春秋两季，饮食，天气都比较适合改变期的宝宝们。断奶的方式因人而异，这点一定出于你对宝宝的了解。强势的小宝宝和安静的小宝宝会选择不同的方法，但总之，此事是宝宝和妈妈的从出生以来第二次重大分离，以心理上的温暖和理解出发，对宝宝的安全感有很好的帮助。

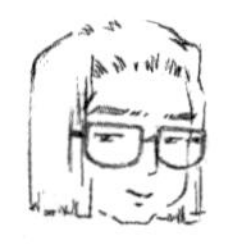

乖宝宝断奶

人们在描述一些危急紧要的关键时刻时，常常会形容为“我连吃奶的劲儿都用上”，而一旦用上这种洪荒之力，事情往往都会出现反转，由此可见，对于哺乳动物而言，吃奶的欲望，或者说因为要吃奶而产生的动力是多么的强大。

先不管别人怎么说，至少从生物学角度，我是这么想的，阻止一个婴儿吃奶，就好比没收低头族的手机，掐断网瘾者的网线，在双十一那天冻结女人的支付宝账号，一样那么的困难，一样那么的残忍。为此，我知道我得提前准备些什么，千万不能忽视一个婴儿的潜力，和因此而爆发的能量，即便他们在大多数时间里表现出来的都是一副憨厚可爱的模样，这是首先要有的心理准备，几个晚上睡不着觉，那是一定的了，或者是几周，甚至以月为单位，都是很可能出现的情况。另外，一旦不吃奶怎么样能让她去尝试其他的食物，虽然不要求吃的过程像从前那样的愉悦，但至少不能饿着吧？多备上几个不同样式的奶瓶和奶粉是必要的，很难说这小家伙的品味是否如你想的一样。最后要考虑的是奶水的停供方，心理方面就自己调整吧，凭她那股积极向上太阳花一样的劲头，无需过多的担心，只是生理方面，一旦不喂奶，可以想象胸前两个巨大的堰塞湖就形成了，得不到及时排解准会出现问题，据说很多女性这方面的问题都是这个时期形成的，里面那么多的腺体，一旦哪条被堵上，多了不说，三天不到，东西就变质了，接着炎症可能就来了。

好了，一切准备就绪，一家人都要承受不同程度痛苦的时刻，就这样平静的到来了。

然而，事情并非所预想的一般，过程是出乎意料的顺利，而结果也还算是令人满意。

首先，我的前两种担心是多余的，我不知道为什么，但事实上，一个从来都拒绝奶粉的婴儿，竟然在今天指着奶瓶要喝奶？而且还喝得很欢快，或者到了这个时间吧，她就自然地接受奶粉了，就像青春期要逆反，更年期要烦躁一样。或者是这小家伙准备的比我们还要充分？我也只能这样解释了，即便在夜里仍偶尔惦念，那也不过是心理方面的需求了，至少肚子已经被填饱了。剩下的担心，大概在几天后也被化解，硬块虽持续了一阵子，但很快就消失了，奶水也不像从前汩汩地流淌了，毕竟还是件自然的事情吧！

是啊，也许我们这一家人想得更多的都是顺其自然，于是事情也就变得那么自然了吧？也许只有我在这里穷担心，算是大多数理性男人都具备的不能说是不好的特质吧？窗外的路灯逐渐地亮起，手里的奶瓶被洗刷得清澈透明，小家伙还真不赖，100 毫升又被轻松地干掉了。

温馨提示：

虽说是断奶的过来人，但准备有余，没碰到什么困难，经验还是略显不足，需要提醒各位的是，预防工作还是需要认真做好，千万别抱着侥幸心理，至少我们身边的家庭，断奶过程并没有这么轻松容易。